Dr. med. Judith Bildau

Deine MÄDCHEN Sprechstunde

humboldt

INHALT

VORWORT

Ich weiß nicht, wer dir diesen Ratgeber ans Herz gelegt oder ihn dir gar geschenkt hat. Möglicherweise deine Eltern, ein Freund oder eine Freundin oder einfach jemand, der dir eine Freude machen wollte. Vielleicht hast du ihn auch selbst entdeckt, als du im Buchladen oder online nach etwas gesucht hast, was dir gerade helfen könnte. Denn eins ist klar: Du befindest dich gerade in einer ganz besonderen Zeit deines Lebens. In einer ganz besonders aufregenden, komplizierten, verwirrenden und, ja, manchmal auch ganz besonders schwierigen Zeit deines Lebens. Denn genau das ist die Pubertät!

Auch wenn deine Eltern sich vielleicht nicht mehr daran erinnern können oder es vielleicht gern verdrängen würden: Auch sie waren einmal in der Pubertät. Und du kannst mir glauben, wenn ich dir sage, dass kaum ein Erwachsener eine durchgängig schöne Erinnerung an diese Zeit hat. Erwachsene neigen bedauerlicherweise gerne dazu, Dinge im Rückblick zu verklären, das heißt, Erlebnisse als schöner in Erinnerung zu behalten, als sie eigentlich in diesem Moment für sie waren. Wenn sie jetzt also mit dir über diese Zeit sprechen, könnte es sein, dass du das Gefühl bekommst, bei ihnen war alles rosarot und total einfach. Ich versichere dir, dass es das nicht war! Denn auch wenn sich Regeln und Normen verändert haben, seit deine Eltern Teenies waren, so mussten auch sie ihren Weg ins Erwachsensein finden, Dinge austesten, Fehler machen, Konflikte ausleben und manchmal ganz schön verzweifelt sein. Denn das gehört einfach dazu.

Du bist also ganz genau richtig so, wie du bist; all das, was gerade in dir vorgeht, hat seine Bedeutung und Berechtigung. Denn du hast ein Recht darauf, deine ganz eigene Pubertät zu (er)leben. Damit diese spannende Zeit aber für dich und deine Mitmenschen etwas einfacher wird, und du nicht das Gefühl hast, immer wieder an deine eigenen Grenzen zu stoßen oder dich gar selbst komplett in Frage stellst, habe ich dieses Buch geschrieben. Ich möchte dich begleiten auf der Reise durch deine Pubertät, dir für schwierige Situationen, in die du immer wieder geraten kannst, einfache Tipps und schnelle Hilfen geben und dich auch medizinisch bei all deinen Fragen, Zweifeln und Ängsten begleiten. Und für all die Fälle, in denen dir am Ende dann doch noch irgendwelche Fragen bleiben, die ich dir im Buch noch nicht beantworten konnte, habe ich dir zu den wichtigen Themen in den einzelnen Kapiteln viele Links zu nützlichen Internetseiten zusammengestellt, auf denen du dich weiter informieren und wo du dir Hilfe holen kannst. Für dringende Fälle, in denen du unbedingt persönlich mit jemandem sprechen möchtest, habe ich dir auch die Telefonnummern von verschiedenen Beratungsstellen aufgelistet.

Ich freue mich, dass ich dich auf deinem Weg durch deine Pubertät begleiten darf!

ÜBER MICH

Ich heiße Judith, ich bin Frauenärztin und Mama von fünf Töchtern. Ich lebe mit meiner Familie seit einigen Jahren in Italien. Hier arbeite ich als Frauenärztin, außerdem haben wir uns unseren Traum verwirklicht und einen kleinen Biobauernhof aufgebaut. Neben meinem Beruf als Ärztin arbeite ich als Model und in den sozialen Medien, und ich schreibe Bücher. Unsere zwei großen Töchter, die eigentlich meine Stieftöchter sind (ich nenne sie aber lieber meine „geschenkten" Töchter), wohnen schon nicht mehr zu Hause, sondern studieren in Deutschland. Sie, und damit auch wir in der Familie, haben also ihre Pubertät schon einmal „geschafft". Das war für alle Beteiligten manchmal gar nicht so einfach. Und nun, wo die beiden Großen bereits aus der Pubertät herausgewachsen sind, steckt bereits die Nächste mittendrin und ihre jüngere Schwester wartet schon darauf, diese neue aufregende Welt der Entdeckungen und Herausforderungen betreten zu dürfen.

Und auch in meiner Praxis erlebe ich tagtäglich Mädchen, die gerade mitten in der Pubertät stecken. Gar nicht so selten sitzen sie bei mir und sind völlig verzweifelt und auch ihre verzweifelten Eltern suchen Hilfe bei mir. Dadurch werde ich natürlich auch immer wieder automatisch an meine eigene Pubertät erinnert, an die ich, ehrlich gesagt, wenig schöne Erinnerungen habe. Genau deshalb gehörte auch ich sehr lange zu den Erwachsenen, die einen großen Teil dieser Zeit erfolgreich verdrängt haben.

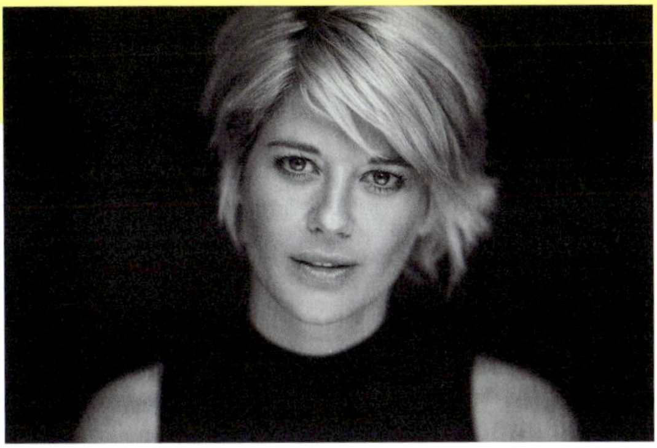

Fotograf: Alex Heitz

Darum kann ich dir jetzt helfen

Durch meinen Beruf und durch das Leben mit meinen eigenen Töchtern habe ich schließlich zwangsläufig damit begonnen, mich intensiver mit dem Thema Pubertät auseinanderzusetzen. Und so natürlich auch mit meiner eigenen, längst vergangenen Zeit des Erwachsenwerdens. Nach und nach habe ich mich wieder daran erinnert, wie unverstanden und allein ich mich damals oft gefühlt habe. Wie sehr ich unter dem Streit mit meinen Freundinnen gelitten und wie wenig verstanden ich mich häufig von meinen Eltern gefühlt habe, wie oft ich keine Lust auf gar nichts mehr hatte und wie ungern ich zur Schule gegangen bin. Es gab Tage, an denen wusste ich nicht mehr weiter, hatte das Gefühl, die ganze Welt hätte sich gegen mich verschworen und absolut keiner würde mich mehr verstehen. Und dann gab es wieder Tage, an denen ich vor lauter Glück die ganze Welt umarmen wollte, so aufgeregt war ich über dieses tolle Leben, das da vor mir lag und all die Möglichkeiten, bei denen ich einfach nur zugreifen musste.

Vielleicht hast du dich, als ich gerade die Zeit meiner Pubertät beschrieben habe, sofort wiedererkannt und kennst diese Achterbahn der Gefühle nur zu gut. Das muss aber nicht zwangsläufig so sein, denn jede Pubertät verläuft anders, genauso wie sich jedes Mädchen von ihren Altersgenossinnen unterscheidet. Vielleicht überwiegt bei dir momentan eher ein Gefühl der Verzweiflung, und ein Glücksgefühl will sich so gar nicht einstellen. Vielleicht ist es aber auch umgekehrt. Oder die extremen Stimmungsschwankungen bleiben aus und es plagt dich eher eine bleierne Unlust und Gleichgültigkeit. Lass dir gesagt sein: All das ist völlig in Ordnung und es gibt absolut kein „Richtig“ oder „Falsch“ für dich. Du bist du und das ist deine Pubertät.

Ich kann mittlerweile also sehr gut die Gefühle und das Verhalten der Mädchen verstehen, die gerade mitten in der Pubertät stecken und mich aufsuchen. Doch genauso kann ich die Gefühlslage ihrer Eltern nachvollziehen. Und die schwankt häufig zwischen Ratlosigkeit, Hilflosigkeit, Wut, Angst, Traurigkeit, aber natürlich auch ganz viel Stolz auf ihre großartigen Töchter. Die Mädchen in meiner Praxis sind oft ganz überrascht, wenn ich ihnen erkläre, dass es ihren Eltern gerade gar nicht so viel anders geht, als ihnen selbst. Denn auch die Mütter und Väter durchlaufen während der Pubertät ihrer Töchter ein wahres Wechselbad der Gefühle. Unglaublich, aber trotzdem wahr.

Je mehr ich mich beruflich und privat mit dem Thema Pubertät beschäftigt habe, desto mehr kam in mir der Wunsch auf, beiden Seiten, sowohl Töchtern als auch Eltern, in diesen Jahren eine Hilfe zu sein. Mein vorheriger Ratgeber „Mit meiner Tochter durch die Pubertät“ begleitet Eltern durch diese Zeit. Ich erkläre darin, was während der Pubertät mit dem Körper und der Seele der Mädchen passiert, gebe Hilfestellungen für schwierige Situationen, in denen es immer wieder zu Streit kommt, und helfe bei wichtigen medizinischen Fragen, die die Mädchen gerade betreffen. Ich bin nämlich der festen Überzeugung, dass es sehr wichtig ist, dass deine Eltern verstehen, was gerade körperlich und seelisch in dir vorgeht. Dann sind sie nämlich automatisch gelassener und entspannter, was wiederum dich gelassener und entspannter machen wird.

Dieser Ratgeber ist jetzt aber nur für DICH. DU bist hier die Hauptperson. DIR möchte ich gerne mit der Erfahrung helfen, die ich durch meine jahrelange Arbeit mit jungen Mädchen und ihren Eltern gesammelt habe. Ich werde dir in diesem Buch erklären, was gerade mit dir passiert und warum du dich oft so fühlst, wie du dich eben fühlst. Ich möchte dich dabei unterstützen, mit schwierigen Situationen besser umgehen zu können und Konflikte leichter zu lösen. Und natürlich möchte ich dir auch bei Fragen rund um deinen Körper, deine erste Liebe und beim Thema Sex und Verhütung als Frauenärztin mit Rat und Tat zur Seite stehen. Das, was ich in diesem Buch geschrieben habe, kann dir auch insbesondere dann weiterhelfen, wenn du keine Lust hast, mit anderen über Dinge zu reden, die dir vielleicht peinlich und unangenehm sind.

Ich wünsche mir, dass du ein gutes Gefühl und ganz viel Verständnis für dich selbst bekommst und dich wohler in deiner Haut fühlst, wenn du dieses Buch gelesen hast. Vielleicht hilft es dir aber auch später immer mal wieder, wenn du es herausholst, um etwas noch einmal nachzulesen.

Deine Judith

KLOPF ... KLOPF ... KLOPF – DA STEHT SIE VOR DER TÜR, DIE PUBERTÄT

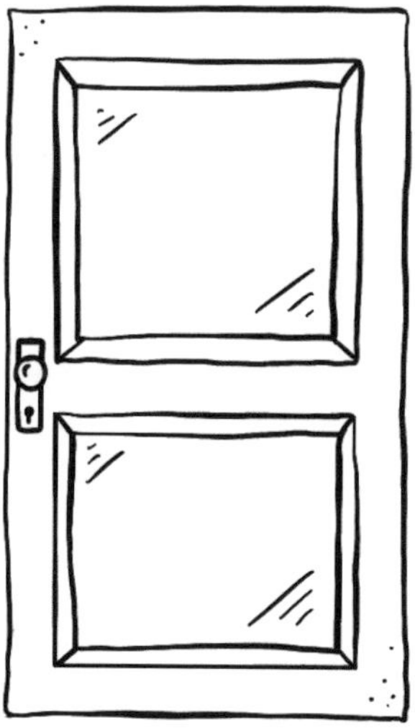

Eigentlich fühlst du dich ganz zuhause in deinem Leben, weißt genau, wo du alles findest, wo du das „Um-dich-Herum" verstaut hast – dich selbst, deine Familie, deine Freunde, die Schule, den Sportverein. Und plötzlich klopft da jemand Fremdes an deine Tür. Du kennst die Person gar nicht, und dennoch drängt sie sich mit Macht an dir vorbei und in dein Leben, diese Pubertät. Sie räumt deine Schränke aus, bringt alle deine Sachen durcheinander. Und du bist ganz verzweifelt und weißt nicht mehr, wo dir der Kopf steht. Doch keine Angst, du bist ihr nicht alleine ausgeliefert. Dieses Buch erklärt dir, was diese Pubertät da grade macht und hilft dir beim Wiederaufräumen, beim Sortieren und Neu-Ordnen – damit du das Chaos in den Griff bekommst.

Die Pubertät ist eine Zeit des Übergangs, in der die jungen Menschen nach einer alten deutschen Redensart „weder Fisch noch Fleisch" sind. Was das genau heißen soll? Nun ja, es bedeutet, dass die Jugendlichen nun irgendwie *in between* sind, also weder Kind noch Erwachsene. Sie sitzen quasi „zwischen den Stühlen" und vielleicht kommt dir dieses Gefühl auch bekannt vor. Irgendwie ist plötzlich alles anders und du weißt eigentlich gar nicht so genau, warum. Manchmal fühlst du dich zu allem bereit, mutig, möchtest die Welt entdecken und freust dich auf alles, was vor dir liegt und dann wiederum ist dir alles zu viel, es macht dir sogar richtig Angst und du würdest dich am liebsten im Arm von Mama oder Papa verkriechen. Leider sind deine Eltern momentan aber irgendwie auch total schräg drauf, zumindest hast du das Gefühl, dass ihr irgendwie die Verbindung zueinander verloren habt. Du kannst gar nicht sagen, warum das so ist, es ist aber auf jeden Fall so, dass irgendetwas zwischen euch steht. Sie haben aufgehört, dich zu verstehen, meckern nur noch, verbieten viel zu viel und behandeln dich immer noch wie ein kleines Mädchen. Und das bist du nicht mehr. Punkt.

Auch in der Schule ist es stressig. Die Lehrer und Lehrerinnen machen Druck, sagen, dass sie euch „auf das Leben vorbereiten" möchten, sprechen von Abitur oder Ausbildung und wollen von dir wissen, was du einmal „werden" möchtest. Aber woher sollst du das wissen? Klar hast du irgendwie Ideen, aber doch noch lange keinen festen Plan! Außer vielleicht dem einen, nicht so zu werden wie deine Eltern. Jedenfalls steht eine Frage ständig im Raum: „Was wollen denn plötzlich alle von mir?!"

Mit deinen Freuden und Freudinnen ist das inzwischen auch so eine Sache. Vor nicht allzu langer Zeit war es klar: ihr seid BFF, *best friends forever,* euch wird nie etwas auseinanderbringen. Doch jetzt geht es ständig rauf und runter mit deinen Gefühlen: Manchmal findest du, dass kein Blatt zwischen euch passt, dann wiederum fühlst du dich anders als sie und nicht zugehörig. Das liegt vielleicht auch daran, dass es immer wieder Stress innerhalb der Clique gibt, und du dich fragst, warum deine Freundin ihre Geheimnisse statt dir plötzlich jemand ganz anderem erzählt oder warum du nicht auf die Party am nächsten Wochenende eingeladen bist. Hast du vielleicht irgendetwas falsch gemacht? Sind die anderen einfach cooler als du?

Manchmal dreht sich alles in deinem Kopf, und bei dem, was gerade so passiert, kommst du nicht mehr so richtig mit. Du bist verwirrt. So ist es also, wenn man erwachsen ist? Alle wollen etwas von dir, es gibt viel mehr Streit und irgendwie ist das Leben so viel komplizierter als früher? Das hast du dir ehrlich gesagt anders vorgestellt, ganz anders!

Du fühlst dich allein und keiner versteht dich?

Inzwischen fühlst du dich auch oft vollkommen allein. So richtig einsam. Anders, als alle anderen und vielleicht auch irgendwie nicht „in Ordnung“. Warum denn sonst versteht dich plötzlich keiner mehr? Warum sonst kritisieren dich auf einmal alle? Du möchtest dich nur noch in deinem Zimmer verkriechen, tust das vielleicht auch, und beschließt, dass die Welt sich erst einmal ohne dich weiterdrehen muss. Vielleicht weinst du jetzt mehr, oder fühlst vielleicht auch gar nichts, einfach nur Leere. Möglicherweise bist du aber auch total wütend. Auf alle und alles und auch auf dich selbst.

In solchen Momenten glaubst du, dass es nur dir so geht – und dass es noch nie jemandem vorher so gegangen ist. Denn alle anderen haben ihr Leben scheinbar im Griff. Klar, dein bester Freund hat auch mal Stress mit seinen Eltern, aber das scheint ihm nichts auszumachen. Und deine Freundin zuckt nur mit den Schultern, wenn sie wieder eine Fünf in Latein kassiert hat und macht dann genauso weiter wie vorher. Deine Eltern erzählen immer nur von den tollen Sachen, die sie als Jugendliche erlebt und gemacht haben. Dein Vater zum Beispiel schildert dir gerne mit verklärtem Blick, wie er damals mit einem Nebenjob sein Taschengeld aufgebessert hat, und fragt dich dann, wann du dir denn endlich auch einen Job suchst. Darauf hast du aber gar keinen Bock. Zumindest nicht jetzt. Nach der Schule noch jobben, das ist dir gerade einfach zu viel. Und schon wieder bist du überfordert. Du allein auf weiter Flur. Alle anderen wissen wie es geht, nur du weißt irgendwie gerade überhaupt nicht, wo oben und unten ist.

STOPP. Steig bitte einmal kurz aus deinem Gedankenkarussell aus. DU BIST NICHT ALLEIN. Und nein, ES GEHT NICHT NUR DIR SO. Natürlich gibt es viele Unterschiede in der Gefühlswelt von euch heranwachsenden Mädchen, aber ich versichere dir, dass ALLE in dieser besonderen Zeit zu kämpfen haben. Dein Freund möchte vielleicht nicht erzählen, wie sehr er unter den Streitereien mit seinen Eltern leidet. Vielleicht merkt er es selbst nicht einmal, ist einfach nur sauer und wird manchmal richtig aggressiv. Deiner Freundin ist Latein vielleicht wirklich egal, aber gar nicht so selten liegt sie nachts wach, weil sie wahnsinnige Angst vor dem nächsten Zeugnis hat und davor, vielleicht nicht versetzt zu werden. Wie peinlich wäre das dann in eine Klasse mit Jüngeren zu kommen! Und dein Vater erzählt mit so viel Stolz von seinem Nebenjob, weil seine Eltern nie genug Geld für coole Klamotten hatten und er immer die Jeans von seinem älteren Bruder auftragen musste. Als er dann endlich sein eigenes Geld hatte, fühlte sich das wie ein Triumphzug an, vor allem, als er das erste Mal mit seiner neuen Levis 501 in die Schule gehen konnte.

Du bist nicht allein. Es geht und ging vielen so wie dir. Und, egal, wie düster sich manche Momente gerade für dich anfühlen mögen, ich versichere dir: Alles, was du gerade fühlst und erlebst ist richtig, ist wichtig und Teil deiner (gesunden) Entwicklung.

WILLKOMMEN AUF DEINER BAUSTELLE

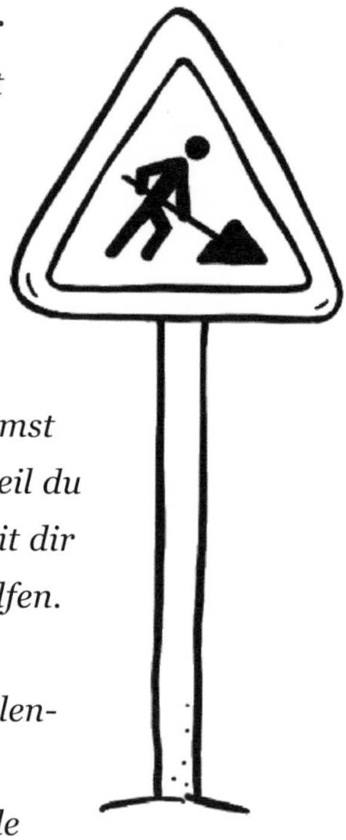

Dass momentan vom Scheitel bis zur Sohle überall an dir herumgewerkelt wird, klingt jetzt nicht so prickelnd, schon klar. Du bemerkst zum Teil einschneidende Veränderungen an deinem Körper. Auch dein Denken und Fühlen hat sich gewandelt. Und wahrscheinlich kommst du dir oft wie fremdgesteuert vor, weil du gar nicht weißt, was da eigentlich mit dir passiert. Hier möchte ich dir jetzt helfen. Wir blicken zusammen hinter den Bauzaun, machen eine kurze Baustellen-Begehung und schauen uns an, was das für Bautrupps sind, die da gerade Absperrungen und Umleitungsschilder aufstellen, neue Leitungen konstruieren und Wege anlegen. Vielleicht bist du dann nicht mehr ganz so genervt und kannst etwas mehr Verständnis für deinen Körper aufbringen – und damit auch für dich selbst.

Ich möchte dich jetzt nicht mit irgendwelchen wissenschaftlichen Details über die Pubertät langweilen. Die können zwar durchaus interessant sein, aber vermutlich schwirrt dir der Kopf sowieso schon genug, und ich will ihn nicht mit noch mehr Ballast füllen. Außerdem sollst du hier ja nicht wie im Schulunterricht irgendwelchen Lernstoff bimsen, sondern du liest dieses Buch, damit es dir dein Leben leichter macht. Deswegen machen wir es so: Wir schauen uns kurz die 10 wichtigsten Fakten über die Pubertät an, mehr theoretisches Wissen über die Zeit des Erwachsenwerdens brauchst du nicht. Und dann beschäftigen wir uns mit der Praxis, mit deinem Leben, und damit, wie ich dir mit konkreten Tipps bei deinen Problemen helfen kann.

10 x Pubertäts-Wissen to go

1. Die Pubertät leitet sich von dem Wort *pubertas* ab. Das ist lateinisch und bedeutet übersetzt *Geschlechtsreife*. Es beschreibt also die Zeit, in der du dich von einem Mädchen zu einer Frau entwickelst.
2. Obwohl die individuelle Entwicklung natürlich von Mädchen zu Mädchen unterschiedlich ist, kann man generell sagen, dass sich die Pubertätszeit in etwa vom 10. bis zu zum 16. Lebensjahr erstreckt.
3. Im Durchschnitt bekommen Mädchen ihre erste Menstruation, also ihre erste Regelblutung, zwischen 12 und 13 Jahren. Das ist deutlich früher als die Frauen der vorherigen Generation. Deine Mutter zum Beispiel hat ihre erste Blutung vermutlich später bekommen. Das liegt daran, dass sich auf Grund von verschiedenen Umweltfaktoren das Entwicklungstempo von Jugendlichen insgesamt deutlich beschleunigt hat.
4. Mädchen, die übergewichtig sind, kommen meist jünger in die Pubertät. Ihre körperliche Veränderung – z.B das Brustwachstum und die Intimbehaarung – beginnt früher und sie haben auch früher ihre erste Regelblutung. Das liegt daran, dass nicht nur die

Eierstöcke, sondern auch das Fettgewebe im Körper in der Lage ist, die Hormone zu produzieren, die für die Entwicklung zur Frau nötig sind. Übergewichtige Mädchen haben mehr Fettgewebe und – logisch – deshalb auch mehr weibliche Hormone, die ihre Entwicklung triggern.

WOFÜR DU DICH NICHT ZU SCHÄMEN BRAUCHST

Jetzt habe ich ihn das erste Mal in diesem Buch verwendet – den Begriff „Intimbehaarung". In meinem letzten Buch, also dem Pubertätsbuch für Eltern, habe ich noch „Schambehaarung" geschrieben. Daran siehst du, dass auch erwachsene Menschen noch so einiges zu lernen haben und stets lernfähig bleiben sollten! Ich möchte nämlich nicht mehr „Schambehaarung" oder „Schamhaare" schreiben (und auch nicht mehr sagen!). Übrigens genausowenig wie „Schamlippen". Dieser Begriff stammt nämlich von dem lateinischen *Labium pudendi* (*Labium* = Lippe, *pudendi* = von *pudere* = schämen) und von dort wurde das Wort „Scham" auch auf andere Bereiche deines Geschlechts übertragen. Deine Geschlechtsteile sind aber absolut gar nichts, wofür du dich schämen solltest! Sie gehören zu deinem wunderbaren, perfekten Körper und sind dazu auch noch wirklich großartig! Deswegen habe ich damit begonnen, diese für mich völlig veralteten Begriffe aus meinem Wortschatz zu streichen, und ich benutze dafür lieber andere Worte, wie zum Beispiel eben Intimbehaarung, Intimbereich oder Vulvalippen.

5. Jungen kommen übrigens etwa zwei Jahre später in die Pubertät. Vielleicht ist dir das auch schon aufgefallen, wenn du dir deine Klassenkameraden so anschaust. Viele von ihnen sind noch deutlich kleiner als du, vielleicht hast du das Gefühl, sie sind auch sonst irgendwie noch jünger und kindlicher als ihr Mädchen in dem Alter. Sowohl ihr „Schuss in die Höhe", als auch ihr „innerer Entwicklungsschub" kommen ein bisschen später.

6. Das Brustwachstum beginnt bei Mädchen mit etwa 10,5 Jahren.
7. Das „Chaos in deinem Kopf", das du momentan immer wieder bemerkst, lässt sich sogar medizinisch erklären. Zusammengefasst ist es so: Dein komplettes Gehirn organisiert und strukturiert sich gerade neu. Manche Gehirnareale entwickeln sich etwas schneller, andere etwas langsamer. Dein Frontal- oder auch Stirnlappen zum Beispiel ist von der besonders langsamen Truppe. Dieser Hirnbereich ist dafür verantwortlich, dass du deine Gefühle kontrollieren kannst. Also, zum Beispiel, dass du nicht sofort aus der Haut fährst, wenn du dich ärgerst. Weil aber dieser Bereich gerade bei seiner Entwicklung deutlich hinterherhinkt, gelingt dir das aktuell oft nicht sehr gut. Obwohl du dir also fest vornimmst, nicht auszuflippen, wenn du mit deinen Eltern streitest, tust du möglicherweise dennoch genau das – und ärgerst dich danach über dich selbst.

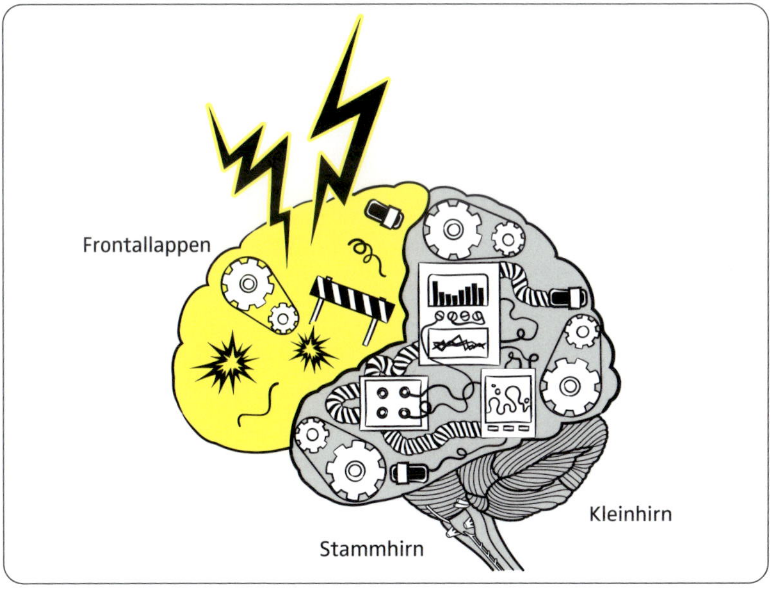

Chaos im Kopf

8. Außerdem verändern sich in deinem Gehirn gerade so einige, ganz wichtige biochemische Prozesse. Während dieser „Umbauphase“ nehmen nun auch die Rezeptoren, also die Andockstellen für Dopamin ab. Dieser Botenstoff ist dafür verantwortlich, dass du motiviert bist, Power hast und Glücksgefühle verspürst. Jeder Mensch braucht ihn. Er wird ausgeschüttet, wenn du etwas machst, das dir gefällt, dockt dann an seine Rezeptoren in einem bestimmten Hirnareal an und du fühlst dich im positiven Sinne belohnt. Durch die Abnahme der Dopaminrezeptoren wird dieses „Belohnungszentrum“ in deinem Kopf nun also weniger stark stimuliert. Deshalb fühlst du dich nun oft müde und lustlos. Dinge, die dir früher Spaß gemacht haben, interessieren dich plötzlich nicht mehr und langweilen dich eher. Dein Gehirn, genauer gesagt genau dieses Belohnungszentrum, hat jetzt Hunger auf *meeeehr* Dopamin. Es will endlich wieder Futter haben! Deswegen suchst du nun genau das Abenteuer, das dir einen ordentlichen Dopamin-Kick bescheren soll. Und jetzt beißt sich die Katze in den Schwanz, denn dein Stirnlappen (du weißt schon, das Hirnareal, das sich gerade langsamer als die anderen deiner Entwicklung anpasst) ist nicht nur für die Kontrolle deiner Gefühle verantwortlich, sondern auch dafür, Gefahren richtig einzuschätzen. Das bedeutet übersetzt: Um das Zentrum in deinem Gehirn glücklich und zufrieden zu machen, das dafür verantwortlich ist, dass du dich aktiv, stark und bestätigt fühlst, bist du nun bereit, so einige außergewöhnliche, manchmal auch gefährliche Dinge zu tun. Aufgrund der unterschiedlichen Entwicklung deiner Hirnstrukturen gelingt es dir aber noch nicht, die Gefahren realistisch einzuschätzen. Schwierige Kombination. Das lässt dich das ein oder andere Mal ein zu hohes Risiko eingehen und kann dir dein Leben echt schwer machen. Und was die ganze Sache nicht wirklich besser macht, ist, dass dein Gehirn eine Art „Raupe Nimmersatt“ ist. Hat es einmal mehr Dopamin bekommen, will es nun weiter mehr vom Mehr. Und damit beginnt die Jagd auf das immer größere Abenteuer.

9. Auch die Reifung deiner Geschlechtsorgane, also das Wachstum deiner Brust, das Sprießen deiner Intimhaare und der Beginn deiner Menstruation wird von deinem Kopf aus gesteuert. Verrückt, oder? Kurz gesagt: Eine Hormonkaskade, die in deinem Gehirn beginnt, stimuliert am Ende deine Eierstöcke, weibliche Hormone zu bilden. Diese wiederum sorgen dafür, dass du dich körperlich zu einer Frau entwickelst und auch geschlechtsreif wirst, also Kinder bekommen kannst.
10. Deine Entwicklung, auch deine körperliche, verläuft nicht gleichmäßig. Sie geschieht mal langsamer, mal schneller und macht zwischendurch immer mal wieder Pausen. Es kann zum Beispiel sein, dass deine Brust lange Zeit nur langsam an Größe zunimmt und erst später rasch mehr Volumen bekommt, aber auch, dass deine beiden Brüste eine unterschiedliche Wachstumsgeschwindigkeit haben und deshalb immer mal wieder unterschiedlich groß sind. Aber keine Sorge, am Ende ruckelt sich in der Regel immer alles zurecht und ist dann ziemlich symmetrisch.

Wie sich dein Körper nun verändert

Dein Körper verliert nun nach und nach seine kindliche Form und wird immer weiblicher, das heißt insgesamt kurviger. Deine Hüften werden etwas breiter, deine Brust wächst und die Brustwarzen werden dunkler. Du kannst unter deinen Brustwarzen jetzt häufig einen kleinen Knubbel fühlen, der auch schmerzhaft sein kann. Das ist aber überhaupt nichts Gefährliches, sondern der Brustdrüsenkörper, der sich nun langsam ausbildet. Möglicherweise spannen und jucken deine Brustwarzen nun auch manchmal. Das ist ebenfalls völlig normal! Was du bei Schmerzen während des Brustwachstums tun kannst, erkläre ich dir später genauer.

Du bekommst jetzt auch Haare im Intimbereich und unter den Achseln. Vielleicht ist dir auch schon aufgefallen, dass sich dein Körpergeruch nun verändert. Das liegt daran, dass ein Teil deiner Schweißdrüsen unter dem Einfluss der Geschlechtshormone ihre Arbeit aufnehmen. Da die Schweißdrüsen sehr eng mit deinem Gefühlsleben zusammenarbeiten und besonders ausgeprägt auf starke Emotionen reagieren, kann es sein, dass du nun im wahrsten Sinne des Wortes öfter „schweißgebadet" bist. Schließlich fahren deine Gefühle momentan häufig Achterbahn und nehmen dabei deine Schweißdrüsen auf direktem Wege mit.

WUSSTEST DU EIGENTLICH …?

… dass **Schweiß** geruchlos ist? Erst durch den Kontakt mit der Haut, auf der sich viele verschiedene Bakterien befinden, beginnt er zu riechen. Die Bakterien zerlegen den Schweiß in seine Bestandteile – Buttersäure und Ameisensäure – und *zack* kommt es zu dem typischen Schweißgeruch.

Du wächst nun auch noch einmal ganz schön in die Höhe! Bis zu neun Zentimeter können das jetzt pro Jahr sein.

Was nun mit deiner Seele passiert

Ich habe dir ja schon bereits von den vielen Veränderungen erzählt, die gerade in deinem Gehirn passieren. Und auch davon, dass das Problem mitunter ist, dass diese Veränderungen nicht alle gleichzeitig passieren, sondern die verschiedenen Gehirnareale dabei ein ganz unterschiedliches Tempo vorlegen. Die Beschreibung „Chaos im Kopf" trifft den aktuellen Zustand vermutlich ganz gut. Neben dem, was gerade in deinem Gehirn passiert, geschieht natürlich auch sonst noch so einiges in deinem Körper. Die Veränderung deines Hormonhaushaltes zum Beispiel lässt deine Gefühle ganz schön Achterbahn fahren. Von „himmelhoch jauchzend“ bis „zu Tode betrübt“ ist jetzt alles dabei und kann sich im Minutentakt ändern.

Das färbt natürlich auch auf dein Seelenleben ab. „Chaos im Kopf“ oder „Chaos im Körper“ ist deshalb oft gleichzusetzen mit „Chaos in der Seele“. Du weißt vielleicht gar nicht so recht, was eigentlich gerade mit dir los ist und verstehst dich selbst nicht mehr. Das kann dich natürlich verunsichern und Dinge, die dir früher selbstverständlich erschienen, können dir jetzt schwerfallen. Möglicherweise hast du momentan größere Hemmungen auf andere Menschen zuzugehen, weil du dir jetzt viel öfter darüber Gedanken machst, wie du auf andere wirkst und was andere von dir denken. Das müssen übrigens nicht einmal unbekannte Menschen sein, das kann dir auch bei Familienangehörigen und natürlich auch im Freundeskreis passieren.

Vielleicht fragst du dich gerade immer wieder, wie deine Freunde und Freundinnen dich sehen, ob sie dich toll finden oder nicht, was deine Lehrer und Lehrerinnen über dich denken. Das Ganze nennt man Selbstreflexion und ist ein ganz großes Thema in der Pubertät.

Als du noch kleiner warst, hast du dir noch nicht so viele Gedanken darüber gemacht, wie du auf andere wirkst. Das ist ganz logisch, denn Begriffe wie Moral- und Wertvorstellungen oder Erwartungshaltungen hast du zwar früher vielleicht schon einmal gehört, sie haben aber nicht so sehr dein tägliches Denken und Fühlen bestimmt wie sie es jetzt tun.

Das ist jetzt anders und ganz typisch für die Pubertät. Du bist aktuell sehr mit dir selbst beschäftigt, der größte Teil deines Gefühls- und Seelenlebens dreht sich um deine eigene Person. Werde ich gemocht? Ist mein Äußeres schön? Möchten mich die anderen in ihrer Clique haben? Leider kann das „Chaos in deinem Kopf“ und das „Chaos in deinem Körper“ dazu führen, dass du dich gerade selbst nicht sonderlich wohl in deiner Haut fühlst, du dich momentan häufig selbst überhaupt nicht magst und erst recht deinen Körper nicht schön findest. Selbstreflektion und sehr harsche Selbstkritik können nun Hand in Hand gehen. Das macht deinen Alltag oft wahnsinnig anstrengend!

Hinzu kommt, darüber haben wir vorhin ja schon gesprochen, dass es dir momentan vermutlich sehr schwerfällt, all deine Gefühle, wie zum Beispiel Unsicherheit, Angst, Traurigkeit, Wut aber auch Freude und Aufregung, in Schach zu halten. Oft brechen sie nun aus dir heraus und es fühlt sich möglicherweise für dich so an, als ob du sie gar nicht mehr unter Kontrolle hast.

Viele junge Mädchen bauen in der Pubertät eine Art Schutzwall um sich auf, der dazu dient, sich weniger verletzlich und weniger angreifbar zu fühlen. Andere Personen jedoch verwechseln diese Abwehrhaltung manchmal mit Arroganz, Ignoranz oder auch einer Scheiß-egal-Haltung. Dein Unsicherheitsgefühl und die gegenteilige Wahrnehmung durch deine Mitmenschen bieten leider viel Konfliktpotential. Deshalb kann es nun (manchmal auch gleichzeitig) in all deinen Lebensbereichen ordentlich krachen – was dir wahrscheinlich erst recht auf die Seele schlägt. Du fühlst dich, als würdest du in einem Teufelskreis mit Doppellooping stecken – du willst dich gegen Angriffe wappnen und deine Schutzmaßnahme wird dann noch als Angriffslust ausgelegt und dir angekreidet. Und es gelingt dir nicht, die Stopp-Taste zu drücken. Vielleicht weißt du gerade auch gar nicht, wo die eigentlich zu finden ist.

Keine Sorge, auch wenn du gerade befürchtest, es bleibt immer so – das tut es nicht! Die Umstrukturierung deines Gehirns ist irgendwann abgeschlossen, dein Hormonhaushalt pendelt sich ein, und du wirst dich wohler fühlen und mit dir selbst wieder einigermaßen im Reinen sein – und natürlich auch mit deinen Mitmenschen.

WUSSTEST DU EIGENTLICH …?

… dass man lange Zeit glaubte, das **Selbstbewusstsein von Jugendlichen** würde in der Pubertät einen ziemlichen Knacks abbekommen? Das stimmt aber gar nicht! Trotz ausgeprägter Selbstreflexion, häufig auch verbunden mit sehr strenger Selbstkritik, kann in dieser Zeit das Selbstbewusstsein zwar von Tag zu Tag stark schwanken, bleibt aber insgesamt recht stabil. Zu diesem Ergebnis ist eine Schweizer Forschungsgruppe gekommen. Noch interessanter wird es, wenn wir uns anschauen, wie sich das Selbstbewusstsein im Laufe eines Lebens ändert: Im Kindesalter entwickelt es sich und wächst stetig, während der Pubertät bewegt es sich auf einem gleichbleibenden Niveau, um dann im jungen Erwachsenenalter wieder kräftig anzusteigen. Im Alter von 60 bis 70 Jahren erreicht das Selbstwertgefühl übrigens seinen Höhepunkt. Na, wenigstens das sind doch mal ganz gute Aussichten!

DAS EWIGE DRAMA IM ALLTAG – UND WAS DU DAGEGEN TUN KANNST

Es ist wie am Gepäckband auf dem Flughafen. Der rote Koffer läuft immer wieder vorbei und keiner nimmt ihn mit. Dabei ist ein Reißverschluss aufgeplatzt und der Inhalt quillt heraus, und das Kofferband, das ihn zusammenhalten soll, ist total lose. In deinem Leben läuft es oft genauso. Viele Alltagssituationen scheinen in schöner Regelmäßigkeit immer wieder zu kommen und mit ihnen die gleichen Probleme und Konflikte. Was also tun? Den Koffer voller leidiger Alltagsdramen vom Transportband nehmen, schauen, was kaputt ist, den Reißverschluss reparieren und das Kofferband wieder strammziehen. Und dann auf große Reise gehen! Wie und mit welchen „Werkzeugen" dir das gelingt, erfährst du im folgenden Kapitel.

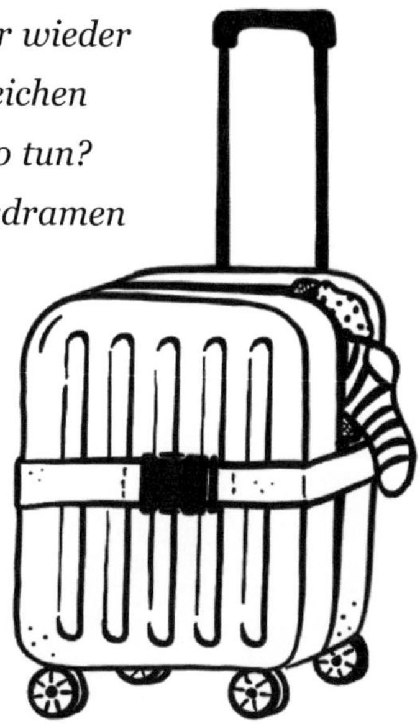

Jetzt möchte ich gemeinsam mit dir durch deinen Alltag gehen und ihn einmal genauer unter die Lupe nehmen. Da gibt es nämlich Situationen, die in gleicher oder ähnlicher Weise immer wieder auftauchen, und die zu Konflikten oder Streit führen und dich zusätzlich belasten. In solchen Fällen ist es hilfreich, wenn du passende „Werkzeuge“ zur Hand hast, die dich dann schnell und unkompliziert bei der Lösung des Problems unterstützen.

Dabei handelt es sich natürlich nicht wirklich um Hammer, Schraubenzieher oder Schweißbrenner, sondern vielmehr um drei Strategien, die dir dabei helfen, die Dinge, die gerade in deinem Leben passieren, besser einzuordnen und schließlich auch besser darauf zu reagieren. Kurzum: Sie sollen dir dein Leben einfacher machen, denn mit dem richtigen „Werkzeug“ ist das Reparieren weniger anstrengend!

Die drei Strategien gegen Alltagsprobleme

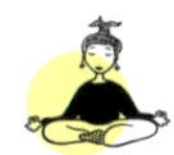

Ruhe bewahren Auch wenn es momentan bestimmt nicht so einfach für dich ist, auch in hitzigen Debatten oder kitzligen Angelegenheiten ruhig zu bleiben, nimmt es dennoch aus vielen schwierigen Situationen „das Drama“ heraus und verhindert eine weitere Eskalation und ein Abgleiten in die vollkommene Katastrophe. Ganz gezielt heißt das: Bevor du auf Dinge oder Geschehnisse reagierst, erst einmal tief ein- und ausatmen. Nicht sofort deinen Gefühlen freien Lauf lassen, sondern kurz innehalten. Eine sehr emotionale und unüberlegte Reaktion löst oft genau die gleiche Gegenreaktion aus – und schon steckst du wieder in dem Teufelskreis mit Doppellooping.

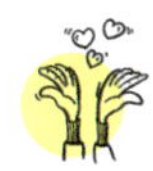

Respekt zeigen Ich weiß, dass du gerade sehr häufig ziemlich wütend auf deine Mitmenschen bist. Auf deine Eltern, deine Lehrer*innen, deine Freunde*innen. Du fühlst dich oft missverstanden und ungerecht behandelt. In solchen Augenblicken würdest du „die Anderen“

am liebsten anschreien und ihnen all die Dinge sagen, die dir gerade im Kopf herumgehen. Das ist absolut verständlich – bringt dich nur leider meist nicht weiter. Wenn ich jetzt von „Respekt“ spreche, dann meine ich NICHT, dass du keine Kritik üben darfst, mit deiner Meinung hinterm Berg halten oder dich klein machen sollst. Ganz im Gegenteil. Bei dieser Form des Respekts soll es vielmehr darum gehen, andere Menschen nicht abzuwerten oder im Gegenzug schlecht zu behandeln. Im Streit oder bei Konflikten ist es nämlich wichtig, anderen Menschen auf Augenhöhe zu begegnen. Schließlich möchtest du auch als gleichberechtigte und ernstzunehmende Person wahrgenommen werden. Auf Augenhöhe können schließlich gemeinsam die passenden Lösungswege und Kompromisse gefunden werden.

Verbindung schaffen Das größte Problem für Eltern mit Töchtern in der Pubertät ist, dass sie in dieser Zeit meistens gar nicht verstehen, was in den Mädchen vorgeht. Sie können die Gefühlsschwankungen nicht nachvollziehen, und auch in Diskussionen haben sie häufig Probleme zu verstehen, was ihre Töchter ihnen eigentlich sagen möchten. Das gilt auch für Gleichaltrige untereinander. Streitereien und Konflikte entstehen meist dann, wenn man die andere Person, zum Beispiel du deine beste Freundin, nicht mehr versteht oder sich nicht mehr verstanden fühlt. Deshalb ist es so wichtig, Verbindung zu schaffen und auch in Verbindung zu bleiben. Im Klartext bedeutet das: Auch wenn du stinksauer bist und eigentlich überhaupt keine Lust mehr hast, zu reden, ist es wichtig, dennoch (manchmal auch nach einer kleinen Pause) im Gespräch zu bleiben und nicht alle Kommunikationsbrücken abzubrechen. Wenn du erzählst, was in dir vorgeht, erklärst, was dich so sauer gemacht oder dich gar verletzt hat, dann kann sich auch dein Gegenüber öffnen. Auf dieser Basis kann ein guter Austausch entstehen und die Chancen stehen gut, dass du verstanden wirst und die anderen wiederum auch verstehen kannst. Also eine „Win-Win-Situation“, bei der beide Seiten einen Vorteil haben und etwas „gewinnen“!

„Wieso verstehen meine Eltern mich nicht mehr?“

Irgendwie hast du das Gefühl, dass dich auf einmal keiner mehr so richtig versteht. Vor allem deine Eltern scheinen nun plötzlich eine komplett andere Sprache zu sprechen. Es ist kaum noch möglich, ein ruhiges Gespräch mit ihnen zu führen. Jede Kommunikation endet nun im Streit. Egal, wie viel Mühe du dir gibst, schon bei den einfachsten Dingen seid ihr unterschiedlicher Meinung und schon nach kurzer Zeit fährt einer von euch aus der Haut. Deshalb hast du oft gar keine Lust mehr, irgendetwas mit ihnen zu besprechen. Sie verstehen es ja eh nicht! Umso mehr ärgert es dich, wenn dann der Vorwurf von ihnen kommt „Du erzählst uns gar nichts mehr von dir!“. Mittlerweile antwortest du meist nur noch mit „ja“ oder „nein“ oder auch „keine Ahnung“ auf ihre Fragen, so kannst du wenigstens nichts falsch machen. Und besprichst wichtige Dinge eben mit deinen Freundinnen.

So schaffst du es, dich wieder verständlich zu machen

Das Wichtigste zuerst: Es ist völlig normal, dass ihr, also deine Eltern und du, nun quasi unterschiedliche Sprachen sprecht! Und: Es ist auch wichtig! Es ist nämlich ein Zeichen dafür, dass du dich von ihnen löst, dass nun eine gesunde Distanz zwischen euch entsteht. Genau dafür ist die Zeit der Pubertät nämlich da.

Sprache ist nicht nur ein Mittel, um Worte und Informationen miteinander auszutauschen, sondern auch ein Weg, „Andersartigkeit“ auszudrücken. Ältere Menschen haben eine andere Wortwahl als jüngere. Verschiedene Berufsgruppen haben unterschiedliche berufsspezifische Ausdrucksweisen. Auch zwischen den sozialen Schichten ändert sich der Sprachgebrauch. Es ist also nur logisch, dass du mit deinen Freunden und Freundinnen anders kommunizierst als mit deiner Mama oder deinem Papa. Kurzum: Deine Eltern und du, ihr sprecht nun tatsächlich unterschiedliche Sprachen!

Das allein wäre nun noch nicht wirklich problematisch. Unterschiedliche Sprachen oder Ausdrucksweisen müssen nicht unbedingt ein Hindernis in der Kommunikation sein. Zur Not kann man nämlich auch noch Hände und Füße nehmen, um sich verständlich zu machen. Jetzt ist es nur so, dass neben der Sprachbarriere auch noch eine ganze Menge Emotionen zwischen euch herumschwirren. Deine Eltern sind vielleicht gerade sehr traurig darüber, dass du so schnell groß wirst und haben große Angst, dich zu verlieren. Deshalb reagieren sie häufig sehr ungehalten und nervös, wenn sie das Gefühl haben, dich nicht mehr zu verstehen oder dass du ihnen gar entgleitest. Du hingegen bist gerade so sehr mit dir selbst beschäftigt, dir schwirren so viele Fragen in deinem Kopf herum, dass du keine Lust und keinen Nerv mehr hast, dich auch noch mit deinen Eltern auseinanderzusetzen. Erst recht kannst und möchtest du ihnen keine Dinge erklären, die du momentan selbst eigentlich gar nicht verstehst. Zum Beispiel, was gerade in dir vorgeht. Du siehst, die Grundlage für eine ruhige und verständnisvolle Kommunikation ist per se schon etwas schwierig.

Außerdem unterhaltet ihr euch momentan weniger über so banale Dinge wie das Wetter, sondern habt eher schwierigere Themen miteinander zu besprechen. Zum Beispiel wie lange du am Wochenende auf die Party darfst oder ob du im nächsten Sommer wirklich noch mit in den Familienurlaub musst. Hier knallen jetzt nicht nur unterschiedliche Sprachen, sondern auch noch unterschiedliche Bedürfnisse aufeinander – und das gepaart mit Gefühlen wie Angst, Wut und auch Unverständnis. Und so kracht es häufig und recht heftig, obwohl du dir wahrscheinlich schon ganz oft vorgenommen hast, diesmal wirklich nicht zu streiten.

Um dieses Dilemma zu lösen, kannst du jetzt unsere drei Strategien anwenden. Das wird dir wahrscheinlich nicht immer gelingen (muss es auch gar nicht!), aber es kann dir helfen, bei wichtigen Themen eine gute Gesprächsebene zu finden.

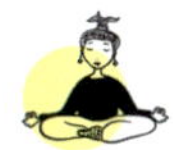

Ruhe bewahren Versuche, nicht sofort auszuflippen, auch wenn du dich wahnsinnig über deine Eltern ärgerst oder du das Gefühl hast, sie wollen dich einfach nicht verstehen. Der Punkt ist nämlich der, dass du dich NICHT verständlicher machst, wenn du anfängst zu brüllen. Ganz im Gegenteil, es schafft nur eine Abwehrhaltung auf der anderen Seite. Wenn du also merkst, ihr kommt gerade wirklich nicht auf einen gemeinsamen Nenner und eure Ansichten sind zu verschieden, kann es sinnvoll sein, das Gespräch zunächst zu unterbrechen. Du kannst vorschlagen, dass ihr euch am Abend oder am Wochenende noch einmal zusammensetzt und betonen, dass dir das Thema wirklich wichtig ist. So haben beide Seiten Zeit, noch einmal in Ruhe nachzudenken und sich dann neu zu begegnen.

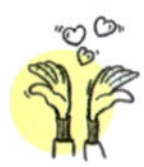

Respekt zeigen Deine Eltern fühlen sich gerade sehr häufig von dir von „ihrem Thron" gestoßen. Schließlich hast du, als du noch jünger warst, so viele Jahre zu ihnen aufgeschaut, sie bewundert und angehimmelt. Nun stellst du sie plötzlich immer öfter in Frage, kritisierst sie und hinterfragst die Dinge, die sie dir beigebracht haben. Das kann sehr schmerzhaft für sie sein. Sie lieben dich nämlich und es tut ihnen weh, dass du nun immer öfter deine eigenen Wege gehst. Deine Eltern haben ganz oft große Angst, dich zu verlieren. Aus diesem Grund kann es sein, dass sie manchmal während einer Diskussion ganz schnell dicht machen, da sie das Gefühl haben, dass für dich ihre Meinung überhaupt nicht mehr zählt oder du sie sowieso total doof findest. Hilfreich ist es hier, ihnen zu vermitteln, dass du sie nicht komplett in Frage stellst, dass du sie als deine Eltern respektierst und ihre Meinung wertschätzt – dass du aber bestimmte Dinge völlig anders siehst oder eben andere Wünsche hast.

Verbindung schaffen Wenn ihr es dann geschafft habt, euer Gespräch ruhiger zu gestalten (dafür war möglicherweise eine Unterbrechung notwendig) und du deinen Eltern vermittelt hast, dass es dir nicht darum geht, sie komplett in Frage zu stellen, sondern um die Sache an sich (die Party am Wochenende, der nächste Sommerurlaub etc.), ist es hilfreich, wenn du ihnen erklärst, warum dir die Sache, um die es geht, so wichtig ist. Wenn du etwas von dir preisgibst, dich öffnest und ihnen so die Möglichkeit gibst, dich zu verstehen, ist es auch für sie einfacher, auf dich zuzugehen, und letztendlich einen Kompromiss mit dir zu finden.

„Hilfe, meine Familie ist so peinlich!"

Egal, ob Papa, Mama, Geschwister oder auch Oma und Opa – die Mitglieder deiner Familie sind dir inzwischen ganz oft einfach nur noch total peinlich. Wenn dich dein Vater von der Schule abholt, bist du vielleicht zwar froh, dass du nicht den Bus nehmen musst, er soll aber bitteschön im Auto auf dich warten und nicht aussteigen. Und schon gar nicht soll er versuchen, sich mit deinen Freunden zu unterhalten – ein absolutes No go! Wenn deine Freundin am Wochenende zu dir nach Hause kommt, würdest du sie am liebsten direkt von der Haustür in dein Zimmer schleusen, ohne dass sie jemanden aus deiner Familie zu Gesicht bekommt. Weder deine Eltern noch deine kleinen Geschwister. Die können nämlich auch total peinlich und nervig sein!

Am schlimmsten ist es, wenn deine Mutter einfach so in dein Zimmer platzt, während du Besuch hast. Furchtbar! Und dann auch noch irgendwelche komischen Fragen stellt. Zum Beispiel, ob du schon deine Hausaufgaben gemacht oder Oma angerufen hast, um dich für das Geschenk zu bedanken. Völlig uncool! Manchmal lässt sie dann auch noch ein paar Ausdrücke aus der Jugendsprache fallen, die wahrscheinlich schon seit fünf Jahren nicht mehr *in* sind. In solchen

Momenten würdest du am liebsten im Erdboden versinken. Geht aber nicht, deswegen machst du deiner Mutter lieber ganz unmissverständlich klar, dass sie euch in Ruhe lassen soll. Genau das Gleiche machst du natürlich auch, wenn dein kleiner Bruder auf dem Pausenhof zu dir kommt. Geht gar nicht. Total peinlich.

So schaffst du es, dass deine Familie nicht immer wieder in die Peinlichkeitsfalle tappt

Lass uns doch einmal genauer schauen, warum dir deine Familie nun plötzlich so schrecklich unangenehm ist. Hier wieder ganz wichtig: Es ist ein absolut normales Phänomen in der Pubertät! Zunächst ist es ja nun einmal so, dass du dich gerade mitten in einem gesunden und wichtigen Ablösungsprozess von deinen Eltern und auch deiner Familie befindest. Sich von etwas zu lösen, ist deutlich einfacher, wenn man es blöd findet oder sogar abwertet. Und genau das tust du gerade innerlich. Du findest deine Eltern gerade ganz oft total doof. Damit schaffst du Distanz zwischen dir und deiner Familie. Im Gegenzug wendest du dich nun Gleichaltrigen zu, also deinen Freunden und Freundinnen. Hier willst du jetzt dazu gehören. Logisch.

Verhaltens- und auch Schamgrenzen bei verschiedenen Generationen, also bei deinen Eltern und euch Jugendlichen, unterscheiden sich oftmals komplett voneinander. Deshalb kommen euch jungen Menschen viele Dinge, die für ältere völlig normal sind, total schräg und komisch vor. Die würdet ihr niemals machen. Tauchen deine Eltern nun in der Nähe deiner Clique auf, bekommst du verständlicherweise Panik, dass sie irgendetwas tun könnten, was aus eurer Sicht seltsam oder, ja, total peinlich ist. Und was letztendlich auf dich zurückfällt. Deine Freunde könnten sich über dich lustig machen oder schlimmer noch, du selber könntest als peinlich und total uncool abgestempelt werden.

Nun gehört deine Familie aber zu deinem Leben dazu. Du lebst schließlich mit ihnen zusammen und sie sind Teil deines Alltags. Deshalb ist es nun besonders wichtig, ein gutes Miteinander zu finden, damit du dir nicht immer wieder wünschen musst, deine Familie möge sich bitteschön in Luft auflösen. Lass uns deshalb die drei Strategien anwenden:

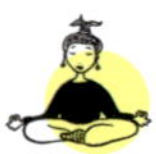

Ruhe bewahren Auch wenn dir deine Familienmitglieder in vielen Momenten wahnsinnig unangenehm sind, so ist es wichtig, genau in diesen Momenten nicht aus der Haut zu fahren. Deine Mitmenschen nehmen die Dinge nie genauso wahr wie du. Das heißt, auch wenn du deinen Vater oder deine Mutter gerade total uncool findest, merken das deine Freunde wahrscheinlich nicht einmal. Wenn du jetzt also sofort anfängst, zu meckern oder gar zu schreien, gibst du dem ganzen Augenblick mehr Bedeutung, als er eigentlich hat. Deshalb besser: Ruhig Blut und ganz souverän reagieren. Und wie? Deinen Vater freundlich begrüßen, wenn er dich abholt, egal, ob er im Auto sitzt oder davorsteht, deiner Mutter, wenn sie wieder mal in dein Zimmer platzt, ganz gelassen ihre Fragen beantworten und mit deinem kleinen Bruder auf dem Schulhof ganz locker ein paar Worte wechseln.

Respekt zeigen Wahrscheinlich bist du oft total sauer, wenn dich deine Familie schon wieder in eine peinliche Situation bringt. Glaub mir bitte dennoch eins: Sie merken es meistens gar nicht. Das liegt hauptsächlich daran, dass sie eben ganz andere Peinlichkeitsgrenzen haben als du. Selbst wenn du ihnen nun an den Kopf wirfst: „Ihr seid so daneben!“, wissen sie im Zweifel nicht einmal genau, warum eigentlich. Kommt dann als Erklärung von dir ein „Weil ihr einfach alt und total uncool seid!“, bringt euch das am Ende kein Stück weiter. Es verletzt, ohne dass ihr euch gegenseitig versteht. Deswegen besser: Nach dem „Ruhe bewahren“ (s. o.) „Respekt zeigen“, das heißt, statt deine Familienmitglieder zu beleidigen, versuchst du anzuerkennen, dass dein Vater dir eine Freude machen wollte, als er dich von der

Schule abgeholt hat. Und dann bittest du um ein gemeinsames Gespräch.

Verbindung schaffen Allein mit der Bitte um ein Gespräch schaffst du schon Verbindung. Es zeigt deinen Eltern nämlich „Hey, ich möchte mich in Ruhe mit euch auseinandersetzen“. Du wirst sehen, dass sie darauf sehr offen reagieren werden. In dem Gespräch kannst du ihnen nun erklären, was genau dir unangenehm ist und möglicherweise auch, warum. Letztendlich ist es wichtig, dass deine Familie versteht, wie wichtig es dir ist, dass du in deiner Clique gemocht und respektiert wirst und dass du dazugehören möchtest. Ich kann dir versichern, auch deine Eltern wollen, dass du dich in deinem Freundeskreis wohlfühlst, fester Bestandteil davon bist und nicht isoliert. Deiner Familie und dir kann es nun helfen, einige „Regeln“ gemeinsam aufzustellen. Diese *Dos und Don'ts* legt ihr gemeinsam fest und jeder darf hier sagen, was ihm besonders wichtig ist. Du, was du gerne vermeiden möchtest, weil es dir unangenehm ist, deine Familie, wo sie dennoch gerne dabei wäre.

EUER DEAL – GEGEN PEINLICHKEITEN

- Nicht in eine Party platzen, um dich abzuholen. Feste Uhrzeit vereinbaren, wann du vor der Tür stehen sollst (und dann auch stehst!).
- Der kleine Bruder darf dich natürlich auf dem Schulhof begrüßen und mit dir sprechen, aber nicht die ganze Pause bei dir verbringen, sondern bei seinen Freunden.
- Wenn eine Freundin zu Besuch ist, soll an deine Zimmertür geklopft werden. Fragen, die nicht dringend sind, können abends gestellt und besprochen werden und nicht, wenn du Besuch hast.

„Nackt sein? Ist ja ekelhaft!"

Früher war das nicht so, aber jetzt berührt es dich total unangenehm, wenn du deine Eltern ohne Kleider siehst. Sie laufen natürlich nicht den ganzen Tag nackt in der Wohnung herum, aber trotzdem findest du, sie gehen mit diesem ganzen Thema etwas zu locker um. Muss das denn sein? Können sie sich denn keinen Bademantel anziehen, wenn sie vom Schlafzimmer ins Bad gehen? Neulich wollten sie sogar, dass die ganze Familie zusammen in die Sauna geht! Das hast du natürlich sofort abgelehnt. Du willst keine nackten Menschen sehen und vor allem willst du nicht eine von ihnen sein. Es ist nämlich momentan nicht nur so, dass du Nacktsein bei anderen komisch findest, sondern auch bei dir selbst. Vor allem dann, wenn jemand ins Bad reinplatzt, wenn du gerade duschen möchtest oder in dein Zimmer, wenn du dich gerade umziehst. Natürlich wie immer, ohne anzuklopfen. Das nervt total! Du wirst dann meist richtig sauer. Deine Familie macht sich darüber leider oft lustig. Oder ist total genervt davon. „Du tust gerade so, als ob ich dich noch nie nackt gesehen hätte!" hat deine Mutter neulich gerufen, als sie wieder einmal einfach so ins Bad reingestürmt ist und du pampig reagiert hast.

So bringst du andere dazu, deine Schamgrenze zu respektieren

Noch vor einiger Zeit, war dir Nacktheit noch nicht so schrecklich unangenehm. Du hast dir vermutlich nicht einmal so wahnsinnig viele Gedanken darüber gemacht. Als du noch jünger warst, hast du deinen Körper einfach als etwas angesehen, was du bei deiner Geburt quasi mit auf den Weg bekommen hast und was du eben für dein Leben brauchst. Nicht mehr, aber auch nicht weniger. Das ist nun anders. Einfach auch deshalb, weil dein Körper jetzt irgendwie anders ist.

Die Veränderung deines Körpers nimmst du momentan wahrscheinlich nicht nur als etwas Schönes wahr. Plötzlich sprießen Intim- und Achselhaare, die Brust wächst, deine Haut und deine Haare verändern sich. Manchmal haderst du richtig damit oder dein Körper kommt dir auf einmal ganz fremd vor. Du beobachtest ihn jetzt oft stundenlang im Spiegel, dein Gesicht, deine Brust und deine Hüften. Wahrscheinlich vergleichst du dich nun auch ganz oft mit anderen – mit deinen Freundinnen oder auch mit Schauspielerinnen oder Sängerinnen oder den ganzen Social-Media-Stars, die tagtäglich Fotos von sich ins Netz stellen. Manchmal bist du ganz zufrieden mit dir und deinem Äußeren, häufig aber überhaupt nicht. Oft fühlst du dich total unsicher. Aber die nackten Körper deiner Eltern magst du jetzt eben auch nicht mehr sehen. Denn Nacktsein ist für dich inzwischen etwas sehr Intimes und das möchtest du, während du eine gesunde Distanz zwischen euch schaffst, nicht mit ihnen teilen.

Du veränderst dich nun außerdem nicht nur körperlich zu einer Frau, sondern auch emotional. Und zu deinem Gefühlsleben gehören nun auch immer öfter sexuelle Gefühle. Das alles ist absolut neu für dich und kann dich zusätzlich stark verunsichern.

Durch diese Verunsicherung bezüglich deines Körpers und der neuen Gefühle entsteht Scham im Allgemeinen und natürlich auch Scham in Bezug auf deinen (nackten) Körper, und den der anderen. Das ist alles ganz normal und gehört zu einer gesunden Persönlichkeitsentwicklung dazu. Bei manchen ist dieses Schamgefühl etwas stärker ausgeprägt, bei anderen weniger.

Da diese Situation nun aber auch neu für deine Eltern ist, müssen sie erst lernen, wo genau deine Schamgrenzen liegen. Deshalb ist es wichtig, dass du ihnen jetzt dabei hilfst.

Ruhe bewahren Auch hier gilt: Nicht sofort aus der Haut fahren, schimpfen oder brüllen. Es ist zwar absolut verständlich, dass du sauer wirst, wenn deine Schamgrenze überschritten wird, dennoch ist es zunächst wichtig, anderen Menschen, hier vor allem deiner Familie, diese Grenzen noch einmal ganz deutlich zu machen. Möglicherweise haben sie nämlich gerade überhaupt keine Ahnung, wo die momentan liegen, und sie stecken noch so sehr in ihren alten Gewohnheiten fest, dass sie eben ohne Anzuklopfen in dein Zimmer oder ins Bad kommen.

Respekt zeigen Bitte sprich nicht abfällig über das Äußere oder den Körper von anderen. Egal, wie wütend du in diesem Moment bist. Jeder Mensch hadert immer wieder mit seinem Aussehen, seinen Körperformen oder -maßen. Ja, auch deine Eltern. Deswegen ist es wichtig, auch im Streit nichts zu sagen, was verletzend ist (zum Beispiel: „In eurem Alter ist es sowieso egal, wie man aussieht!" oder „Ich will euch nicht nackt sehen, weil es eklig ist!"). Andere zu verletzen, kann sich zwar im ersten Moment erleichternd anfühlen, auf längere Sicht ist es das aber überhaupt nicht. Denk daran, worum es dir eigentlich geht: Du möchtest, dass deine Schamgrenzen respektiert werden. Deshalb ist es wichtig, dass auch du die Grenzen der anderen nicht überschreitest.

Verbindung schaffen Es mag dir vielleicht schon beinahe langweilig vorkommen, dass ich mich immer wiederhole, aber auch hier ist es ganz wichtig, dass du das ruhige Gespräch mit deinen Eltern bzw. deiner Familie suchst. Nicht zwischen Tür und Angel, sondern in einem entspannten Setting, wenn alle teilnehmenden Personen mit ihrer Aufmerksamkeit voll bei der Sache sind. Nun solltest du erklären, wie wichtig es dir ist, in bestimmten Situationen sicher zu sein, dass niemand reinplatzt, zum Beispiel, wenn du dich umziehst oder im Bad deine Ruhe haben möchtest. Sag ganz ehrlich, dass du momentan nicht nackt gesehen werden möchtest und dass dir deine

Intimsphäre wichtig ist. Um die Dinge einfacher zu machen, könnt ihr vereinbaren, dass du die Badezimmertür nun immer abschließen wirst. Manchmal haben Eltern Sorge, dass sie etwas in der körperlichen Entwicklung ihrer Töchter verpassen, das nicht so läuft, wie es laufen sollte. Deshalb könnt ihr vereinbaren, dass du dich ganz sicher an sie wenden wirst, wenn es etwas gibt, was dir komisch oder merkwürdig erscheint. Natürlich kannst du deiner Familie jetzt nicht verbieten, unbekleidet von ihrem Zimmer ins Bad zu gehen; ihr könnt aber fest ausmachen, dass das nicht geschieht, um dich zu provozieren oder zu ärgern. Im Gegenzug können auch deine Eltern nun erklären, wo ihre Schamgrenzen liegen bzw. was ihr absoluter Intimbereich ist, z. B. ihr Schlafzimmer. Hier liegt es nun wiederum an dir, diesen Bereich zu respektieren und dort nicht ungebeten hereinzukommen.

„Raus aus meinem Zimmer!"

Du bist momentan am liebsten in deinem Zimmer. Und zwar allein. Na gut, manchmal ist es auch okay, wenn deine Freunde da sind. In deinem Zimmer fühlst du dich sicher vor dieser Welt, die gerade ganz oft super anstrengend für dich ist. Dort will niemand etwas von dir. Du hast nämlich das Gefühl, sobald du dein Zimmer verlässt, kommen alle auf dich zugestürmt, sagen dir, was du zu tun oder zu lassen hast oder meckern an dir herum. Deswegen ziehst du dich lieber zurück. Das Problem ist nur, dass das deiner Familie oft ein Dorn im Auge ist. Ständig wollen sie, dass du rauskommst, mal an die frische Luft gehst oder gar Zeit mit ihnen verbringst. Ganz schlimm ist es, wenn sie, ohne anzuklopfen, einfach in dein Zimmer kommen. Oder deine Mutter heimlich deine Sachen aufräumt. Du hast sogar das Gefühl, sie stöbert herum oder liest dein Tagebuch. Das macht dich furchtbar wütend. Das ist dein Zimmer! Das sind deine Sachen! Und das sind deine Geheimnisse! Wenn du deinen Eltern etwas davon erzählen wolltest, würdest du das schon tun. Du begreifst einfach nicht, warum sie dir nicht einmal diesen Rückzugsort lassen. Ganz schlimm ist es auch, wenn sie dich dauernd damit nerven, dass du aufräumen sollst. Du hast deine eigene Ordnung und niemand soll dir sagen, wie dein Zimmer auszusehen hat!

So gelingt es dir, Grenzen zu ziehen und einen sicheren Rückzugsort für dich zu schaffen

Weißt du was? Du hast völlig recht damit! Es ist dein Zimmer, dein *private space* und dieser sollte von der Außenwelt unangetastet bleiben. Du hast ein Recht auf einen Freiraum, der nur dir gehört und den niemand ungebeten betreten darf. Das Problem ist jedoch gerade, dass deine Eltern entweder noch in alten Gewohnheiten stecken und sich erst daran gewöhnen müssen, dass dein Zimmer nun ganz allein dein Bereich ist oder dass sie sich Sorgen machen, dass in deinem Zimmer irgendetwas passiert, was für sie nicht in Ordnung ist. In diesem Fall haben sie vermutlich große Angst, dass du ihnen entgleitest. Dadurch, dass sie unerlaubt in dein Zimmer gehen und in deine Sachen schauen, erhoffen sie sich, Anteil an deinem Leben nehmen zu können und etwas Kontrolle darüber zu behalten. Das ist natürlich trotzdem nicht in Ordnung. Egal, aus welchen Gründen deine Familie nicht akzeptieren will, dass dein Zimmer dein ganz privater Bereich ist, nun ist es an der Zeit, klarzustellen, wie wichtig er dir ist.

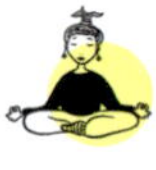

Ruhe bewahren Auch hier ist es so, dass Brüllen oder Schreien letztendlich nicht zum gewünschten Ergebnis führen. Je lauter und ungehaltener du wirst, desto weniger Gesprächsbasis bleibt am Ende übrig, um dein wahres Anliegen zu klären: Nämlich, dass du einen Bereich nur für dich brauchst. Es ist wichtig, dass du das Gespräch mit der ganzen Familie suchst und nicht nur mit einzelnen Personen. Dein Zimmer = dein Rückzugsort soll ja schließlich für alle gelten.

Respekt zeigen Während des Gesprächs mit deiner Familie kannst du erklären, dass es dir nicht darum geht, dich vor ihnen „zu verstecken“, dass du aber momentan einfach gerne alleine bist und Zeit für dich brauchst. Es hat nichts mit ihnen zu tun, du hast keine Geheimnisse vor ihnen, über die sie sich Sorgen machen müssten, du brauchst einfach deinen geschützten Rückzugsort. „Respekt zeigen“ heißt hier aber auch, mit dem dir zur Verfügung gestellten Raum verantwortungsvoll umzugehen. Hier kannst du mit deinen Eltern besprechen, was ihnen besonders wichtig ist und wie ihr es am besten handhabt. Ihr könnt auch noch einmal schriftlich festlegen, dass deine Eltern nicht heimlich in dein Zimmer gehen, deine Sachen durchstöbern oder heimlich aufräumen.

EUER DEAL – DIE ORDNUNG IN DEINEM ZIMMER

- Du sammelst deine dreckige Wäsche in einem großen Wäschekorb. An festgelegten Tagen zweimal in der Woche bringst du den Korb selbst in die Waschküche.
- Du bunkerst keine Lebensmittel oder dreckiges Geschirr in deinem Zimmer, sondern bringst alles jeden Abend selbstständig in die Küche.
- Dein Zimmer muss nicht wie in einem „Schöner Wohnen"-Magazin aussehen; du hast deine ganz eigene Ordnung. Einzige Abmachung: Dein Schreibtisch ist so geordnet, dass du ungestört deine Hausaufgaben machen kannst.

Verbindung schaffen Wahrscheinlich ist es gar nicht so, dass du deine Familie nie in deinem Zimmer haben möchtest. Bestimmt genießt du auch die Gespräche, die du immer mal wieder mit deinem Papa oder deiner Mama allein auf deinem Bett sitzend hast. Oder wenn du mit deiner Schwester gemeinsam einen Film bei dir guckst. Vermutlich ist es dir einfach nur wichtig, dass dein Rückzugsort nicht unerlaubt betreten wird. Ein schönes und praktisches Mittel, mit deiner Familie in Verbindung zu bleiben und sie immer wieder in dein Zimmer „einzuladen“ ist zum Beispiel eine selbstgebastelte Ampel, die du an deine Zimmertür hängen kannst. Rot bedeutet BITTE NICHT STÖREN, gelb BITTE ANKLOPFEN und grün HERZLICH WILLKOMMEN. So weiß deine Familie ganz genau, wann du deine Ruhe haben möchtest, aber eben auch, wann du dich über ihre Gesellschaft freust.

Regeln & Verbote? Du bist doch kein kleines Mädchen mehr!

Du hast gerade das Gefühl, deine Eltern gönnen dir einfach gar nichts mehr. Sie verbieten dir alles. Damit bist du natürlich überhaupt nicht einverstanden. Du bist schließlich kein kleines Mädchen mehr! Immer wieder gibt es deshalb Streit und endlose Diskussionen. Mittlerweile haben sich die Fronten ganz schön verhärtet; deine Eltern schalten sofort auf stur, sobald du sie fragst, ob du Samstagabend nicht doch ein bisschen länger mit deinen Freunden ausgehen darfst. Du bist deshalb oft so verzweifelt, dass du anfängst rumzubrüllen. Darum fragst du nun immer öfter deine Eltern gar nicht mehr um Erlaubnis, sondern machst Dinge heimlich. Wie letzte Woche zum Beispiel, als du gesagt hast, dass du länger in der Schule bleiben musst, aber eigentlich mit zwei Freundinnen im neuen Einkaufszentrum warst. Hättest du gefragt, hätten sie sowieso nein gesagt, weil sie nicht wollen, dass du mittags in einer Shoppingmall „rumhängst“. Sie sind also selbst schuld! Trotzdem hast du dich abends schlecht gefühlt. Eigentlich möchtest du deine Eltern gar nicht anlügen. Aber du willst dich eben auch nicht mehr wie ein kleines Kind behandeln lassen. Außerdem hast du auch keine Lust mehr, jedes Wochenende früh aufstehen zu müssen, weil du mit der Familie frühstücken sollst. Und den nächsten gemeinsamen Sommerurlaub können sie auch knicken.

So schaffst du es gemeinsam mit deinen Eltern eine neue Form des Zusammenlebens zu gestalten

Hier beißt sich leider die Katze in den Schwanz: Deine Eltern sind nämlich verantwortlich für dich und du bist darauf angewiesen, dass du die Erlaubnis von ihnen hast, gewisse Dinge zu tun. Und auch auf die Gefahr hin, dass du dieses Buch direkt zur Seite legen möchtest, aber es ist auch gut und wichtig, dass deine Eltern gerade so gut auf dich aufpassen. Wir haben uns ja am Anfang des Buches zusammen angeschaut, wie sich während der Pubertät dein Gehirn verändert. Dabei ging es hauptsächlich um die unterschiedliche Geschwindigkeit der Umstrukturierung und Weiterentwicklung verschiedener Hirnareale. Der vordere Teil deines Gehirns hinkt ja dem Rest etwas hinterher. Das kann deshalb schwierig sein, weil er dafür verantwortlich ist, dass du Gefahren und Risiken realistisch einschätzen kannst. Hinzu kommt, davon hatten wir es ja auch schon, dass du auf Grund der weniger gewordenen Dopaminrezeptoren in deinem Kopf nun oft eine große Abenteuerlust verspürst, Dinge entdecken und erleben möchtest. Das ist großartig – wäre da eben nicht das Problem mit der noch nicht so ganz ausgereiften Fähigkeit, selbst gut auf dich aufpassen zu können. Dafür brauchst du deine Eltern einfach noch, denn sie haben natürlich in ihrem Leben schon wesentlich mehr Erfahrungen gesammelt als du. Und auch wenn sie dir ganz oft total langweilig und spießig vorkommen, ist es momentan gut und wichtig, dass sie dir beschützend zur Seite stehen. Das soll aber noch lange nicht heißen, dass ihr deswegen immer streiten müsst. Viel besser wäre es doch, wenn du dich ihrer Hilfe und Unterstützung immer sicher sein könntest, sie dir im Gegenzug aber allmählich auch immer mehr zutrauen würden. Deshalb ist es nun besonders wichtig, dass ihr auch hier eine gemeinsame Gesprächsebene findet, zusammen neue Regeln aufstellt, während ihr andere noch etwas länger unangetastet lasst.

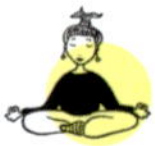

Ruhe bewahren Egal, was deine Freundinnen dir erzählen oder ob du glaubst, andere dürfen viel mehr als du: Dieser Eindruck täuscht. Natürlich gibt es immer Ausnahmen, aber in der Pubertät ringen die meisten Jugendlichen mit ihren Eltern darum, mehr Freiräume zu bekommen. Außerdem sind Teenager, die alles dürfen und deren Eltern kaum Regeln vorgeben, keinesfalls glücklicher als diejenigen, die sich durch die Gebote der Erwachsenen eingeengt fühlen. Versuche also zunächst ganz ruhig zu bleiben, dich nicht an den anderen zu orientieren und dich darauf zu konzentrieren, gemeinsam mit deinen Eltern ein gutes Agreement zu finden.

Respekt zeigen Natürlich mag es dir zunächst einfacher erscheinen, deine Eltern anzulügen, wenn du etwas unbedingt machen möchtest, sie es dir aber nicht erlauben. Letztendlich ist es aber keine gute und vor allem keine langfristige Lösung. Und bestimmt würdest du dich damit auch nicht wirklich wohl fühlen. „Respekt zeigen“ heißt in diesem Fall zunächst einmal, die Liebe und Sorge deiner Eltern anzuerkennen und nicht zu glauben, dass sie Freude daran haben, Regeln und Verbote aufzustellen, um dich zu ärgern oder zu quälen. Wenn dir das klar ist, verfliegt deine Wut auf sie vielleicht schon ein kleines bisschen und es wird dir leichter fallen, in Ruhe mit ihnen zu sprechen.

Verbindung schaffen Vorhin habe ich geschrieben, dass es nun wichtig ist, gemeinsam neue Regeln aufzustellen und einige alte unangetastet zu lassen. Damit meine ich, dass es nun ganz wichtig ist, dass ihr zusammen ein „Konzept“ erarbeitet. Dabei wirst du merken, dass deine Eltern automatisch offener werden, wenn sie feststellen, dass du verantwortungsvoll und eben nicht mehr wie ein kleines Kind („Ich will aber!!!“) mit geltenden Regeln umgehst. Setzt euch zusammen und schreibt auf, was euch wichtig ist und vor allem, wie ihr es so gestalten könnt, dass sich beide Seiten wohlfühlen. Natürlich dürfen auch deine Eltern sagen, was ihnen wichtig ist. In diese Vereinbarung könnt ihr auch schreiben, dass keine Dinge heimlich gemacht werden und dass du dich deinen Eltern immer anvertrauen kannst und keine Angst vor ihnen haben musst, wenn du in eine Situation geraten bist, bei der du die Kontrolle verloren hast. Das, was ihr jetzt aufschreibt, soll natürlich nicht über Jahre hinweg in Stein gemeißelt sein. Ihr könnt zum Beispiel vereinbaren, dass ihr euch alle paar Monate wieder zusammensetzt und gemeinsam überprüft, ob die getroffenen Vereinbarungen noch up to date sind und für dich noch passen. Du wirst sehen: Je mehr deine Eltern erleben, dass sie dir vertrauen können, dass du mit zunehmendem Alter auch verantwortungsvoller wirst, desto mehr Freiräume wirst du mit der Zeit bekommen.

EUER DEAL – WAS DU WILLST UND WAS DEINE ELTERN WOLLEN

- *Du:* „Ich möchte regelmäßig mit meinen Freunden abends ins Kino gehen."
  Lösung: Rechtzeitige Planung, damit deine Eltern dich hinfahren und abholen können.
- *Deine Eltern:* „Wir möchten nicht, dass du dauernd mit deinen Freunden im Einkaufszentrum rumhängst."
  Lösung: Du gehst nicht mehr dauernd nach der Schule ins Einkaufszentrum, aber ihr vereinbart, dass du dich dort einmal (oder wie oft auch immer) im Monat mit deinen Freunden zum Shoppen, Quatschen etc. treffen kannst. Deine Eltern können dich hinfahren und abholen oder sich mit anderen Eltern absprechen.
- *Du:* „Ich möchte nicht mehr mit euch in den Urlaub fahren."
  Lösung: Ein verlängertes Wochenende als Familie zusammen, vielleicht in eine Stadt, die alle interessiert. Ansonsten eine betreute Jugend- oder Sprachreise für dich.

- *Deine Eltern:* „Wir möchten immer wissen, mit wem du unterwegs bist und mit wem du dich triffst."
  Lösung: Du kommunizierst immer ganz klar und ehrlich, mit wem du zusammen bist. Eine weitere Möglichkeit ist, dass deine Eltern immer die Handynummer von einer Person der Clique haben (etwa von deiner besten Freundin), die natürlich nur (fest versprochen!) im Notfall angerufen werden darf oder wenn sie dich nicht erreichen können.
- *Du:* „Ich möchte am Wochenende ausschlafen und nicht mehr ständig gemeinsam mit euch frühstücken."
  Lösung: „Das ist in Ordnung, aber zweimal im Monat gibt es Familien-Sonntagsfrühstück und du holst die Brötchen."

Deine Eltern können dir übrigens viele Dinge erlauben oder auch verbieten, in manchen Fällen haben aber auch sie keinen Spielraum, sondern müssen sich ans Jugendschutzgesetz halten, in der es Bestimmungen für verschiedene Altersgruppen gibt. So wird hier beispielsweise geregelt, ob und wie lange Jugendliche zum Tanzen in einen Club gehen dürfen, ab wann sie Alkohol trinken dürfen, wie lange ein Kinobesuch erlaubt ist oder ob sie Zigaretten kaufen dürfen.

DAS JUGENDSCHUTZGESETZ

In diesem Gesetz wird aufgelistet, was Minderjährige unter 18 laut Gesetz alles dürfen und was nicht. Hier wird übrigens folgende Unterscheidung getroffen: bist du unter 14 Jahren giltst du als Kind, bist du älter als 14, bist du Jugendliche. Bei der Altersfreigabe gibt es 3 Stufen: Was dürfen Kinder unter 14 Jahren, Jugendliche von 14 bis 16 und älter als 16 Jahre. Manche Dinge darfst du alleine machen, anderes nur in Begleitung oder mit Erlaubnis eines/r Erziehungsberechtigten, z. B. dein Vater oder deine Mutter (unten mit mEB abgekürzt). Ich möchte dir jetzt hier nicht unbedingt eine Menge Paragraphen aufzählen, sondern dir nur einige der wichtigsten Bestimmungen aufzählen.

Alter	**unter 14**	**14–16**	**16–18**
Besuch von			
... Gaststätten zum Essen und Trinken	bis 23 Uhr	bis 23 Uhr	bis 24 Uhr
... Tanzveranstaltungen (z. B. Klub, Disco)	mEB*	mEB*	bis 24 Uhr
... Kino ohne Erziehungs-berechtigte/n	bis 20 Uhr	bis 22 Uhr	bis 24 Uhr
... Kino mit Erziehungs-berechtigte/n	✓	✓	✓
... Bar, Nachtclub, Spielhallen	✗	✗	✗
Kauf/Verzehr von Bier/Wein/Sekt	✗	mEB*	✓
stärkere alkoholische Getränke (z. B. Schnaps, Likör, Wodka, Alkopops)	✗	✗	✗
Kauf v. Zigaretten/Tabak, Rauchen in der Öffentlichkeit	✗	✗	✗
Teilnahme an Glücksspiel	✗	✗	✗

* = mit elterlicher Begleitung

Umfassende Informationen zum gesetzlichen Jugendschutz: https://www.bmfsfj.de/resource/blob/94070/ac4c6f22016c4ddc51b468cd2cb767bc/jugendschutz-verstaendlich-erklaert-broschuere-data.pdf

Für den Altersnachweis bei Zugangskontrollen von Veranstaltungen kannst du auch einen sogenannten PartyPass verwenden. Info dazu: www.partypass.de

Mal Freunde*innen, mal Feinde*innen

Es stresst dich total: Dieser ewige Cliquenzoff! Manchmal hast du sogar richtig Angst, in die Schule zu gehen, weil du nicht weißt, wie die Stimmung unter deinen Freunden ist. Neulich bist du morgens gut gelaunt ins Klassenzimmer gekommen, hast dich neben deine beste Freundin gesetzt, doch sie hat kaum ein Wort mit dir gewechselt. Erst hast du gedacht, sie hätte einfach nur schlechte Laune, dann hast du aber gemerkt, dass da doch wohl mehr dahintersteckt. Mit den anderen in der Klasse hat sie nämlich ganz normal gesprochen. Als du dann auf den Pausenhof zu den anderen der Clique gegangen bist, waren die auch total komisch zu dir. So ging das ein paar Tage lang. Dir war richtig schlecht und du konntest abends nicht einschlafen. Nach einer Woche war der Spuk vorbei und deine beste Freundin war auf einmal wieder ganz normal zu dir, genauso wie die anderen. Als du sie vorsichtig darauf angesprochen hast, was denn los gewesen sei, hat sie nur die Schultern gezuckt und gesagt, sie wäre nicht gut drauf gewesen, außerdem wärst du neulich mit dem anderen Mädchen aus der Oberstufe shoppen gegangen und wärst jetzt wohl zu cool für sie und die restliche Clique. Du wusstest gar nicht, was du dazu hättest sagen sollen, warst aber einfach nur froh, dass jetzt alle wieder mit dir gesprochen haben und auch wieder Dinge gemeinsam mit dir unternehmen wollten. Trotzdem hast du seitdem Angst, dass die Stimmung wieder so kippen könnte. Momentan gibt es innerhalb eurer Gruppe sowieso total viel Streit und immer wieder bilden sich dann kleine Grüppchen. Gar nicht so selten wird auch eine einzelne Person, so wie du neulich, plötzlich außen vorgelassen.

So behältst du einen kühlen Kopf bei Cliquenzoff

Eins vorweg: Wenn ich jetzt hier über das Thema „Cliquenzoff“ schreibe, dann meine ich damit das gleichberechtigte Auseinandersetzen innerhalb einer Freundesgruppe oder überhaupt mit Freunden und Freudinnen. Ich meine NICHT Mobbing, also NICHT das Ausschließen, Demütigen und/oder Niedermachen einer Person. Wie du dich am besten verhältst, wenn du gemobbt wirst, erfährst du im nächsten Kapitel: „Probleme? – Pobier's doch mal damit ...“, unter der Überschrift „Ich bin doch kein Opfer“.

Es ist total verständlich, dass dich das Thema „Freunde und Clique“ gerade extrem stresst. Schließlich sind deine Freunde mitunter die wichtigsten Menschen in deinem Leben. Du teilst momentan fast alles mit ihnen, deinen Schulalltag, deine Freizeit und auch deine Geheimnisse. Deshalb tut es dir richtig weh, wenn die Stimmung zwischen euch schlecht ist oder ihr gar Streit habt. Und natürlich bekommst du dann auch Angst. Angst, nicht mehr dazuzugehören, eine Außenseiterin und alleine zu sein. Hier habe ich jetzt eine gute und eine schlechte Nachricht für dich. Zunächst die gute: Häufiger und auch heftiger Streit zwischen Freundinnen in der Pubertät ist völlig normal und auch wichtig. Er gehört dazu, wenn junge Menschen auf der Suche nach der eigenen Persönlichkeit sind, sich weiterentwickeln und sich immer wieder neu orientieren. Durch Streit lernt man, Konflikte zu lösen, für seine Meinung einzustehen, aber auch andere Meinungen zu akzeptieren und gemeinsam Kompromisse zu finden. Die schlechte Nachricht ist: Es ist ebenso normal, dass in dieser Zeit Freundschaften, die vielleicht sogar schon seit Kindertagen bestanden haben, in die Brüche gehen und sich Wege trennen. Das liegt daran, dass sich auch bei den besten Freunden die Interessen, Wünsche und Bedürfnisse in komplett unterschiedliche Richtungen entwickeln können und letztendlich die Basis für eine weitere Freundschaft fehlt. Das ist natürlich erst einmal sehr traurig und eine zerbrochene Freundschaft kann sich beinahe wie Liebeskummer anfühlen. Schließlich verliert man in diesem Moment eine wichtige und auch vertraute Person. Aber es bietet sich eben auch die Möglichkeit, neue und ebenso enge Freundschaften zu knüpfen.

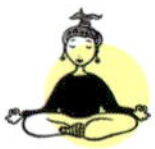

Ruhe bewahren Wichtig ist, dass es dir gelingt, dich ein Stück weit selbst vor den Stimmungsschwankungen der anderen zu schützen, und dass du nicht jede „Klimaveränderung" in der Gruppe mitmachst. Ansonsten wird es nämlich noch anstrengender für dich, als es sowieso schon mit deinen eigenen Stimmungswechseln ist. Deinen Freundinnen geht es im Moment genauso wie dir: Sie sind sehr mit sich selbst beschäftigt, wissen oft nicht, wo oben und unten ist und verhalten sich dementsprechend. Das hat keinesfalls immer etwas mit dir zu tun. Deshalb ist es nun wichtig, dass du Ruhe bewahrst, nicht alles auf dich beziehst und dir auch deine „sicheren Orte" schaffst, wo du von dem ganzen Gruppenstress Abstand nehmen kannst und es dir einfach gut gehen lässt (zum Beispiel auf dem Reitplatz, bei deinen Großeltern, wo du dich mal so richtig verwöhnen lässt oder einem Wochenende bei deiner Lieblingstante). Manchmal ist es nämlich richtig gut, wenn du dich im Falle des Superzoffs erst einmal ein bisschen rausziehst und wartest, bis sich alle etwas beruhigt haben.

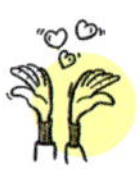

Respekt zeigen Manchmal ist es gerade in einer Clique total schwer den Überblick zu behalten, wer was wann zu wem gesagt hat. Leider entstehen genau deshalb oft Missverständnisse und letztendlich Streitereien. Genauso wie du den Wunsch hast, trotz Zoff, respektvoll behandelt zu werden, liegt es nun auch an dir, anderen Respekt zu zeigen und eine gute Freundin zu sein. Das heißt in diesem Fall: nicht über die anderen (vor allem nicht in ihrer Abwesenheit) herziehen, sie schlecht machen, ausgrenzen oder gar ihre Geheimnisse weitertratschen.

Verbindung schaffen Ob Freundschaften nun halten oder nicht, weiß man leider nicht von Anfang an. Es gibt durchaus welche, die seit der Kindheit bestehen, die Stürme der Pubertät schadlos überstehen und in einer lebenslangen Verbindung weitergehen. Wenn dir eine Freundschaft also wichtig ist, solltest du deshalb versuchen, wieder eine Verbindung zwischen dir und deiner Freund*in zu schaffen. Am besten suchst du dafür zunächst das ehrliche Gespräch. Hier ist es wichtig, dich darauf etwas vorzubereiten, die Aussprache nicht auf dem Pausenhof zu führen oder wenn zu viele andere Personen dabei sind. Schreib deshalb lieber eine SMS oder Whatsapp und bitte um ein Treffen. Vielleicht könnt ihr euch in Ruhe im Park oder beim Eisessen zusammensetzen. Und dann solltest du ganz ehrlich erzählen, was dich beschäftigt, dich ärgert und auch traurig macht. Gibt es immer wieder Zoff in der gesamten Clique kannst du vorschlagen, dass sich alle an einem Nachmittag treffen und eine Art gemeinsame „Krisensitzung“ abhalten (das könnt ihr auch regelmäßig machen). Wichtig ist, dass hier jeder sagen darf, was ihn stört. Manchmal kann es zudem sinnvoll sein, einen „Moderator“ dazu zu holen. Das kann zum Beispiel eine ältere Schwester oder ein älterer Bruder oder eine ältere Mitschüler*in sein, zu der oder dem ihr ein gutes Verhältnis habt. Diese Person kann das Gespräch unterbrechen, wenn es zu laut wird oder dafür sorgen, dass alle nacheinander zu Wort kommen.

PROBLEME? PROBIER'S DOCH MAL DAMIT …

Weil du gerade sehr mit dir selber beschäftigt oder auch durcheinander bist, überfordern dich viele Alltagssituationen und du weißt nicht mehr weiter. Bei neuen Herausforderungen, die du noch nicht kennst, kostet es dich besonders viel Kraft, eine Lösung zu finden. Oft klappt das nicht und dann eskaliert die ganze Sache. Hier bekommst du schnelle Tipps, wie du den Überblick behältst und in Problemsituationen reagieren kannst. Das folgende Kapitel ist quasi dein kleiner Spickzettel für die Tests im täglichen Leben.

„Ich hab keine Lust!"

Für dich fühlt sich das Leben gerade ganz oft bleischwer an. Alles erscheint dir so wahnsinnig anstrengend. Dauernd will jemand etwas von dir, meckert an dir herum oder kritisiert dich. Du glaubst, du kannst es niemandem mehr recht machen. Und alles wird dir irgendwann zu viel. Deswegen ziehst du dich am liebsten in dein Zimmer zurück und willst einfach nur deine Ruhe haben. Oft hast du überhaupt keine Lust aufzustehen und erst recht nicht, in die Schule zu gehen. Dir fehlt einfach komplett die Motivation. Wahrscheinlich verstehst du heute in Latein eh wieder nichts und die Mathearbeit geht sowieso wieder komplett daneben. Und dann gibt's wieder Stress zu Hause. Da hast du natürlich erst recht keinen Bock drauf. Stress gibt's nämlich momentan sowieso genug – sowohl in der Schule, als auch in deinem Freundeskreis. Manchmal möchtest du deshalb einfach deine Zimmertür abschließen und dir die Bettdecke über den Kopf ziehen.

So schaffst du es, aus der Null-Bock-Falle rauszukommen

Sei stolz auf dich! Erkenne an, durch welche aufregende, aber auch super anstrengende Lebensphase du dich gerade kämpfst. Es passiert so wahnsinnig viel mit deinem Körper, deiner Seele und deiner gesamten Persönlichkeit, und damit natürlich auch mit den Beziehungen zu deinen Mitmenschen. Du rockst das alles ganz großartig und spätestens jetzt ist es an der Zeit, dass du dir selbst mal auf die Schulter klopfst. Es ist völlig normal, dass du Fehler machst, dass Dinge nicht auf Anhieb klappen und du oft mega frustriert bist. Doch genau dafür ist die Pubertät da! Sie ist quasi der Übungsplatz für das echte Leben als Erwachsene. Sei stolz auf dich! Du machst das toll!

Lass dich nicht täuschen! Hast du das Gefühl, bei deinen Freundinnen läuft immer alles super und sie *struggeln* nie (oder deutlich weniger als du), kann das natürlich zusätzlich dein Null-Bock-Gefühl verstärken. Auch Social Media können dir den Rest geben. Scrollst du zum Beispiel durch Instagram, siehst du nur tolle Bilder mit glücklichen und schönen Menschen. Doch hier ist es genau das gleiche wie mit deinen Freundinnen: Das sind nur Ausschnitte aus dem Leben der anderen, die du da siehst! Ich garantiere dir, dass jedes Mädchen (übrigens auch jeder Junge) in der Pubertät ganz schön zu kämpfen hat und auch, dass es viele junge Menschen gibt, die am liebsten alles mit sich selbst ausmachen und ihren Schmerz nicht teilen möchten oder können. Auf Social Media werden vorranging schöne (oder geschönte) Momente gezeigt, die nichts mit dem echten, wahren 24/7 real life gemeinsam haben. Lass dich von dem vermeintlich glänzenden Leben der anderen nicht täuschen!

Vergleiche dich nicht mit anderen! Schaust du außerdem immer oder zu oft nach dem Leben der anderen, kann dich das zusätzlich frustrieren. Es sieht nämlich ganz oft so aus, als ob andere Menschen grundsätzlich mehr haben (s. o.) oder mehr können als du – eine übrigens weit verbreitete Ansicht, die die Redensart „Jenseits des Zauns ist das Gras immer grüner“ genau auf den Punkt bringt. Ich persönlich bin ja der Meinung, dass das Gras dort in Wirklichkeit gar nicht grüner und damit besser *ist*, sondern uns nur so *erscheint*. Es bringt also gar nichts, dauernd den Zustand oder die Farbe der Grashalme auf der anderen Seite zu beobachten, sondern es ist viel wichtiger, die Wiese auf der eigenen Seite zu wässern und zu pflegen, damit sie schön wachsen kann. Bleib also bei dir, kümmere dich um dich und vergleiche dich nicht mit anderen! Die Wiese auf der anderen Seite des Zauns kann wunderschön sein, und vielleicht ist deine tatsächlich nicht so grün. Dafür gibt es bei dir noch viele weitere Farben, weil auch jede Menge Blumen darauf wachsen. Deine Wiese ist eben anders, aber trotzdem einzigartig und wunderbar. Du musst in Mathe nicht so gut sein wie deine beste Freundin, du musst auch nicht so sportlich sein. Hör bitte auf, es krampfhaft zu versuchen und dich damit selbst immer wieder klein zu machen. Du bist du – und du bist im wahrsten Sinn des Wortes *unvergleichlich*!

Mache eine Bestandsaufnahme! Versuche einmal ganz genau hinzuschauen, was dich gerade am meisten lähmt. Ist es die Schule? Oder Social Media? Ist es der Stress in der Clique? Womöglich der ewige Streit mit deinen Eltern? Welcher Gedanke lastet dir grade besonders auf der Seele oder drückt ständig auf den Keine-Lust-auf-gar-Nichts-Knopf? Wenn du nur noch down bist, ist es ganz wichtig, dass du eine Bestandsaufnahme machst – und dich dann ganz gezielt um das kümmerst, was dich gerade am meisten belastet. Außerdem: Hole dir Hilfe! Du musst das gerade nicht alleine regeln! Wächst dir momentan die Schule über den Kopf, sprich mit deinen Eltern und organisiert gezielt Nachhilfeunterricht. Deine Eltern können auch mit deinen Lehrer*innen besprechen (du natürlich auch!), wie du nun am besten unterstützt werden kannst. Merkst du, dass Social Media dich gerade total frustrieren, lege bewusst eine Pause ein und versuche, eine gewisse Zeit Abstand davon zu halten und gar nicht erst reinzuschauen. Bei ewigem Streit im Freundeskreis und mit deinen Eltern schaue noch einmal in das vorherige Kapitel und versuche dann, ganz gezielt Lösungswege einzuschlagen. Manchmal erscheint auf den ersten Blick alles wie eine riesige graue Dunstwolke, die über dir hängt. Bei genauerem Hinsehen sind es aber nur viele kleine Wölkchen, die sich mit ein bisschen Pusten auflösen lassen.

Bewege dich! Kennst du das: Wenn du ein paar Tage krank warst, du lange im Bett gelegen hast und dich immer noch total matt fühlst, obwohl du eigentlich schon längst wieder gesund bist? Vielleicht bist du immer noch ein bisschen angeschlagen, aber es liegt auch daran, dass dein Körper noch im totalen Ruhemodus steckt. Wegen Bewegungsmangel, fehlendem Licht und Mangel an frischer Luft ist bei dir quasi immer noch die Pausentaste gedrückt. Die Durchblutung deines Körpers ist verlangsamt und dein Blutdruck im Keller – und du wirst immer müder. So ist es auch, wenn du dich die meiste Zeit des Tages in deinem Zimmer verkriechst und im Bett liegst. Ein wahrer Teufelskreis: Du fühlst dich müde und lustlos ➔ du legst dich hin ➔ du wirst immer müder und lustloser. Auch wenn ich mich jetzt vielleicht wie eine nervige Sportlehrerin anhöre: Jetzt solltest du dich bewegen! Gib dir selbst einen kräftigen Tritt in den Hintern und fang an, dich körperlich zu betätigen! Entweder du suchst dir eine Sportart aus, die du schon immer einmal ausprobieren wolltest oder du verabredest dich zum Joggen mit deinen Freunden. Vielleicht wollt ihr auch zusammen ins Fitnessstudio gehen. Gemeinsamer Sport kann nämlich auch die Bindung zu deiner Clique stärken. Wichtig ist, dass du einen Anfang findest. Du wirst sehen, Sport ist ein wahrer Energiebooster und wird deine Lebensgeister wieder wecken!

GANZ WICHTIG: Wenn du das Gefühl hast, deine Null-Bock-Phase geht über das normale Maß hinaus und du schaffst es gar nicht mehr, dich selbst irgendwie zu motivieren, dann ist es an der Zeit, dass du dir Hilfe holst. Du musst nie etwas alleine schaffen, es ist immer jemand für dich da und es ist auf keinen Fall ein Zeichen von Schwäche, wenn du Unterstützung benötigst. Manchmal können aus verschiedenen Gründen Eltern nicht weiterhelfen. Dafür gibt es dann aber andere Anlaufstellen, die dir professionell, vertraulich und sicher Hilfe anbieten können.

Hole dir Hilfe! Ich habe für dich am Ende dieses Kapitels einige Beratungsstellen und Internetseiten aufgelistet, an die du dich in dieser, aber auch in anderen hier besprochenen Situationen jederzeit ohne Angst oder Scham wenden kannst!

Dein Mutmachgedanke:
Meine Pubertät ist der Übungsplatz für mein Leben als Erwachsene! Ich habe Spaß daran, mich auszuprobieren und mich zu entdecken!

„Ich schaffe das einfach nicht!“

Früher warst du eher der Typ Pippi Langstrumpf und hast nach dem Motto gehandelt: „Das habe ich vorher noch nie versucht, also bin ich völlig sicher, dass ich es schaffe.“ Du hast gewusst, wenn du es anpackst, auch zum ersten Mal, dann schaffst du es auch. Jetzt bist du das genaue Gegenteil. Du hast das Gefühl, gar nichts mehr hinzubekommen. Leider geht es hierbei nicht mehr nur um etwas, was du noch nie gemacht hast, sondern auch um Dinge, die eigentlich überhaupt nicht neu für dich sind. So fällt es dir plötzlich total schwer, vor der Klasse ein Referat zu halten. Auch vor Klassenarbeiten bist du nun total aufgeregt, obwohl du wirklich dafür gelernt hast. Du hast eine Riesenangst davor, zu versagen. Und dein absoluter Horror: Vor den Augen der *anderen* zu versagen. Wirst du nach deiner Einschätzung oder Meinung gefragt, antwortest du nun immer öfter „Ich weiß es nicht“ oder „Ich bin mir nicht sicher“. Kurzum: Aktuell zweifelst du ziemlich oft an dir selbst und wärst ganz oft am liebsten unsichtbar. Auf jeden Fall möchtest du nicht auffallen – vor allem nicht negativ. Während du früher gerne neue Dinge ausprobiert hast und neugierig auf alles warst, ist es jetzt so, dass du dich schnell davon überfordert oder gestresst fühlst. Und es deswegen gar nicht erst versuchst. Eigentlich hättest du nämlich gerne für die Hauptrolle im Schultheater vorgesprochen. Aber du hattest einfach Angst, nicht gut genug zu sein und dich zu blamieren. „Lasse ich lieber, schaffe ich eh nicht!" sagst du dir. Und oft ärgerst du dich im Nachhinein darüber.

WUSSTEST DU EIGENTLICH ...?

... dass die **Angst vor dem „Nicht-Perfekt-Sein"** bei Jugendlichen besonders groß ist? Traurig, aber wahr – das Gefühl, nicht gut genug zu sein, begleitet die meisten Mädchen während ihrer Pubertät. Die „Confidence & Puberty"-Studie eines Bindenherstellers kommt zu dem Ergebnis, dass 70 % aller Mädchen Dinge in der Pubertät gar nicht erst anfangen, weil sie Angst haben, zu versagen. 80 % haben das Gefühl, perfekt sein zu müssen, 75 % spüren einen erhöhten Druck durch Social Media. Und 80 % der Mädchen gaben an, dass sie gerne neue Dinge ausprobieren würden, wenn ein Scheitern nicht gleich mit Versagen gleichgesetzt werden würde. Versagensängste verhindern also das Inangriffnehmen neuer Herausforderungen.

So gelingt es dir, an dich selbst zu glauben und mutig zu sein

Sei nicht zu hart zu dir! Deine größte Kritikerin bist nämlich du selbst. Du wirst immer (auch weit über deine Pubertät hinaus!) Dinge an dir finden, die dir nicht gefallen. Egal, ob sie dein Äußeres betreffen oder deine Talente und Fähigkeiten. Die Frage ist nur, wie du mit deinen vermeintlichen Schwächen umgehst. Am besten du fängst jetzt schon damit an, nicht zu hart mit dir zu sein, sondern Frieden mit dir selbst zu schließen. Hilfreich kann es sein, auch öffentlich, liebevoll und mit einer Prise Humor über deine unperfekten Seiten zu sprechen (die haben wir nämlich ALLE!). Das soll nicht heißen, dass du dich kleinmachen sollst, sondern, dass du dich auf eine liebevolle Art nicht zu ernst nimmst. Nach dem Motto: „Ach, zu gerne hätte ich auch im normalen Leben diesen gesunden roten Glow im Gesicht und nicht nur, wenn ich vor versammelter Mannschaft etwas vortragen muss." So hilfst du auch deinen Freundinnen, keine Angst davor zu haben, Schwächen zu zeigen.

Habe den Mut, anders zu sein! Schau dir einmal Billie Eilish oder Lady Gaga an. Das sind ganz besondere und starke Frauen, die sich trauen, anders zu sein als die anderen. Sie zeigen dir, dass Anderssein eine große Gabe, ja, ein großes Geschenk sein kann und dass Menschen, die die Welt verändert haben, in der Regel nicht die waren, die nicht aufgefallen sind. Dazu gehört natürlich eine große Portion Mut. Aber du musst jetzt nicht morgen in einem super schrillen Outfit in der Schule auftauchen, um zu zeigen, dass du dich traust, anders zu sein. Fang einfach erst mal damit an, dass du bei den kleinen Dingen keine Angst mehr hast, wenn du nicht mehr in jede Schablone passt.

Suche dir Vorbilder! Vielleicht sind Billie Eilish oder Lady Gaga ja schon so etwas wie Vorbilder für dich. Such aber ruhig noch ein bisschen weiter nach Personen, denen du nacheifern kannst! Es gibt so viele aufregende Frauen auf dieser Welt, die einen ganz spannenden Lebenslauf haben. Du wirst sehen, dass deren außergewöhnlicher Lebensweg meist nie geradlinig und ohne Scheitern verlaufen ist. Ganz im Gegenteil. Die größten Persönlichkeiten sind immer wieder aus dem für ihre Zeit gewöhnlichen Rahmen gefallen, haben in keine Schablone gepasst und sind, gemessen an den gängigen gesellschaftlichen Normen, gescheitert. Übrigens können deine Vorbilder auch in deinem direkten Umfeld leben. Vielleicht ist es deine Oma, die den Krieg überlebt und zunächst alles verloren hat. Oder deine Cousine, die sich trotz Behinderung weder beruflich noch privat hat aufhalten lassen. Die Welt ist voll von bunten und einzigartigen Persönlichkeiten, die, obwohl sie immer mal wieder Niederlagen und Misserfolge wegstecken mussten, trotzdem ihren Weg gegangen sind – und du gehörst auch zu ihnen!

Suche nicht die Schwächen der anderen! Ist es dir auch schon mal so gegangen? Hast du dich besser gefühlt, wenn es anderen schlecht ging? Hast du geglaubt überlegen oder besser zu sein? Das ist natürlich totaler Quatsch! Selbstbewusstsein wächst niemals auf der Schwäche anderer. Also ist es gut, dieses Gefühl abzuschalten bzw. gar nicht erst nach den Schwächen der anderen zu suchen. Noch viel besser ist es, dieses Gefühl in echte Solidarität umzuwandeln. Solidarität unter Frauen, ja unter ALLEN Menschen, egal welchen Geschlechts, Alters oder Hautfarbe ist ein großes Geschenk. Letztendlich stärkt es nämlich nicht nur die anderen, sondern auch dich selbst. Deshalb: Sei für deine Freundinnen da, baue sie auf, wenn sie (vermeintlich) gescheitert sind und pushe sie, Dinge zu tun, vor denen sie Angst haben. Wenn ihr das gegenseitig tut, kann euch nichts mehr aufhalten.

Frage dich, was du wirklich machen möchtest! Es könnte sein, dass du vor lauter Druck von außen oder aus Angst, zu versagen, gar nicht mehr weißt, was du eigentlich wirklich tun oder ausprobieren möchtest. Das ist absolut verständlich. Um deinen ureigenen Interessen und Talenten aber wieder näher zu kommen, solltest du dir eine ganz einfache Frage stellen: „Würdest du es tun, wenn du wüsstest, dass du dich dabei nicht blamieren wirst?“ Siehst du dich dann sofort als Julia an Romeos Seite auf der Bühne des Schultheaters stehen? Na dann, go for it! Geh das „Projekt Julia“ an, indem du die Hindernisse, die zu einer Blamage führen könnten, zielgerichtet, aber ganz entspannt und ohne dich unter Druck zu setzen aus dem Weg räumst! Den Weg zum Schultheater-Casting könntest du zum Beispiel mit Schauspielunterricht an der Volkshochschule oder dem städtischen Theater beginnen oder dir Onlineschauspielkurse suchen. Dort kannst du dich dann in aller Ruhe auf das Vorsprechen für die Julia vorbereiten und lernst auch ein paar Tricks, wie die Profis mit Lampenfieber umgehen (das haben die nämlich auch!). Du musst nicht alles sofort perfekt (was ist das eigentlich?) können, aber du kannst dir Schritt für Schritt deinen Weg dorthin bahnen – und mit deinen Aufgaben wachsen.

Dein Mutmachgedanke:
Ich darf anders sein als die anderen!
Ich darf aus der Masse hervorstechen!
Ich bin etwas ganz Besonderes!

Schule? Da lernst du doch nichts fürs Leben!

Dass du momentan jeden Tag zur Schule gehst, liegt mit Sicherheit nicht am Unterricht und am Lernstoff, der dort vermittelt wird! Du gehst (noch) ganz gerne dorthin, weil du dort deine Freunde triffst. Alles andere nervt dich total. Es gibt momentan kein Fach, das dir wirklich Spaß macht. Sport vielleicht manchmal oder Musik. Alle anderen Fächer langweilen dich. Du hast das Gefühl, ihr lernt nichts, was ihr später wirklich in eurem Leben braucht. Vor allem in Mathe. Kurvendiskussion – was sollst du damit denn mal anfangen? Chemie und Physik findest du eigentlich ganz spannend, vor allem wenn ihr Experimente macht. Doch die Lehrerin ist eine echte Schnarchnase, sie bringt den Stoff so langweilig rüber, dass man fast einschläft. Französisch findest du schwierig und bringst eine schlechte Note nach der anderen nach Hause. Manchmal hast du richtig Bauchschmerzen vor der nächsten Stunde. Der Lehrer hat neulich unangekündigt einen Vokabeltest geschrieben und du wusstest – nichts. Deine Eltern haben dann richtig Stress gemacht und du hast geweint. Zu Hause drückst du dich mittags davor, die Hausaufgaben zu machen. Du brauchst erst einmal eine Pause nach dem ganzen Schulstress! Manchmal machst du sie dann auch erst morgens mit den anderen im Schulbus. Das ist viel lustiger und klappt auch immer. Für Klassenarbeiten lernst du schon, aber deine Noten könnten definitiv besser sein. Am meisten ärgerst du dich darüber, dass am Ende dann immer ganz andere Sachen abgefragt werden als besprochen und du sie deshalb nicht gelernt hast. Eins ist klar: Du kannst es kaum erwarten, bis du endlich mit der Schule fertig bist und dann nicht mehr hingehen musst. An manchen Tagen quält es dich richtig, wenn du wieder so früh aufstehen musst und ein langer Schultag vor dir liegt.

So schaffst du es trotz null Bock, das Interesse (und vielleicht auch den Spaß) am Lernen zu behalten

Finde deine Interessen (wieder)! Ich möchte eine Lanze für Lehrer und Lehrerinnen brechen: Die meisten von ihnen lieben und leben ihren Beruf. Sie wissen, dass reiner Frontalunterricht keinen Schüler mehr vom Hocker haut und schaffen es, junge Menschen für ein Thema oder gar ein ganzes Schulfach zu begeistern. Leider gibt es hier auch Ausnahmen. Und leider können diese Ausnahmen einem so richtig den Spaß am Lernen vermiesen. Vor allem dann, wenn es letztendlich nur um stures Auswendiglernen oder die Benotung geht. Versuche in diesem Fall dennoch, das Fach oder das Thema unabhängig von dem Lehrer zu sehen! Dir machen die Versuche in Chemie Spaß, bei den Erklärungen deiner Lehrerin schläfst du aber fast ein? Zum Glück weißt du längst, wo du es dir noch einmal besser erklären lassen kannst! Im Internet gibt es super Seiten (s. u.), die dich zum Beispiel durch die spannende Welt der Chemie mitnehmen und dir die Sachen noch einmal so erklären können, dass du sie verstehst. Das gleiche gilt natürlich auch für andere Schulfächer. So kannst du dich (schwierigen) Themen ganz unabhängig von den Lehrern annähern und auch herausfinden, wo tatsächlich deine Interessen liegen. Gar nicht so selten ist es nämlich so, dass ein Schulfach absolut keinen

Spaß macht, weil du mit dem Lehrer oder seiner Unterrichtsweise nicht klarkommst. Lehrer können aber von Schuljahr zu Schuljahr immer wieder wechseln und es wäre echt schade, wenn du einem ganzen Fach wegen einer Person keine Chance gegeben hättest.

Finde den richtigen Lernplatz für dich! Früher war klar: Am Schreibtisch werden die Hausaufgaben gemacht. Das stimmt nun nicht mehr so ganz. Klar, wenn du etwas schreiben musst sitzt du am besten an deinem Arbeitstisch. Ansonsten darfst du nun selbst entscheiden, wie und wo du am liebsten lernen möchtest (und es am besten kannst!). Da gibt es nämlich ziemlich viele Möglichkeiten und jeder Mensch hat da seine ganz eigenen Vorlieben. Vokabeln kannst du zum Beispiel auch beim Joggen auf deinem vorher eingesprochenen Handy hören. Geschichtsdaten kannst du auf post its im ganzen Haus verteilen. Mit einer Lerngruppe gemütlich in deinem Zimmer sitzend fällt dir das Biolernen vielleicht viel leichter und ihr könnt euch auch direkt gegenseitig abfragen. Deiner Fantasie sind keine Grenzen gesetzt!

Lass dich nicht demotivieren! Du musst nicht in jedem Fach super gut sein und nur Einsen schreiben! Das wünschst du dir vielleicht, aber realistischerweise gibt es einfach Fächer oder Themen, zu denen du keinen Zugang findest, bei denen du Probleme hast, sie zu verstehen und die dich frustrieren. Deshalb bist du aber noch lange keine schlechte Schülerin! „Wenn du einen Fisch danach beurteilst, ob er auf einen Baum klettern kann, wird er sein ganzes Leben denken, er sei dumm.“ Dieses wunderbare Sprichwort macht deutlich, dass jeder Mensch (oder sogar jedes Lebewesen) seine ganz eigenen Fähigkeiten, Interessen und Talente hat. Manche Fächer interessieren dich mehr und das Lernen fällt dir total leicht. Logisch, dass du dann auch bessere Noten schreibst. Andere Fächer wiederum sind echt eine Qual für dich, interessieren dich nicht und du schleppst dich da so durch. Auch gut.

Hole dir Hilfe! Fällt dir ein Schulfach total schwer und keine deiner Lerntechniken kann dir helfen, ist es ganz wichtig, dass du dir Hilfe holst, etwa bei Nachhilfe-Instituten, aber auch bei älteren Schüler*innen oder Student*innen, die den Lernstoff noch einmal mit dir durchgehen und dir das, was du noch nicht verstanden hast, ein weiteres Mal erklären. Wenn du deinen Eltern sagst, dass du Unterstützung brauchst, werden sie dir sicherlich unter die Arme greifen. Und auch deine Lehrer*innen werden dir bestimmt weiterhelfen. Gerade bei den Sprachen kann auch eine Sprachreise oder ein Schüleraustausch eine tolle Idee sein. Ganz wichtig: Bitte warte nicht, bis du komplett den Faden verloren hast. Denn dann wird es umso schwieriger für dich, ihn wieder aufzunehmen. Wenn du jetzt Nachhilfe bekommst, heißt das ja noch lange nicht, dass das dein ganzes Schulleben lang so bleiben muss. Vielleicht brauchst du ja auch nur ein bisschen Unterstützung bei einem einzigen Themengebiet, who knows? Und ebenso wichtig: Auch hier geht es nicht darum, dass du ab sofort nur noch die volle Punktzahl erreichst, sondern darum, dass du eine Basis hast und im Unterricht mitkommst.

Belohne dich selbst! Gerade vor den Ferien ist es oft so, dass die Klassenarbeitstermine dicht an dicht liegen. Das stresst dich natürlich! Trotzdem ist es nicht zu ändern. Deswegen ist es wichtig, dass du dir für diese Zeit einen genauen (Lern-)Plan machst. Den kannst du dir in dein Zimmer hängen, so dass du immer einen zeitlichen Überblick hast. Das allerwichtigste: Plane etwas ganz Tolles und Schönes für dich für das Ende deiner Lernzeit! Belohne dich selbst! Ein Shoppingtag mit deinen Freundinnen? Einen Ausflug in die nächstgrößere Stadt? Egal, was es ist, du hast es dir verdient! Wenn du deinen Eltern oder Großeltern oder deiner Patentante von deinem Lernplan und -marathon und dem abschließenden *Goodie* für dich erzählst, unterstützen sie dich garantiert dabei. Du wirst sehen, mit dem Ziel vor Augen und dem schönen Abschluss wird dir das Lernen deutlich leichter fallen.

Dein Mutmachgedanke:
Ich habe Spaß am Lernen, weil es mir gefällt, neue Dinge zu entdecken und zu erfahren! Nur weil mir ein Schulfach schwerfällt, heißt das noch lange nicht, dass ich eine schlechte Schülerin bin!

DEINE HELFER IM NETZ

Hier findest du eine Auswahl an Internetseiten, die dir beim Lernen helfen können.

Achtung: Einige Seiten sind nicht kostenlos! Bitte besprich hier mit deinen Eltern, ob du dich kostenpflichtig anmelden darfst!

www.schlaukopf.de
www.scoyo.de (bis Klasse 7)
www.lernhelfer.de
www.sofatutor.de
www.kapiert.de
www.lernattack.de
www.schulminator.com
www.lehrer-schmidt.de

Auch auf YouTube gibt es jede Menge Kanäle, die dir mit guten Erklärvideos weiterhelfen z. B.:
Mr.Wissen2Go, CrashCourse, Kurzgesagt, Quarks

Und hier sind viele weitere Kanäle für alle Schulfächer aufgelistet:
https://www.bildung-mv.de/schule-digital/online-lernen-material-pool/youtube-kanaele/

Pandemie, Klimakrise & Co.

Nachrichten schaust du überhaupt nicht. Es ist nicht so, dass sie dich gar nicht interessieren, aber viele Dinge kapierst du sowieso nicht und andere machen dir total Angst. Wenn du etwas wissen möchtest, liest du lieber online nach; da kannst du wenigstens auswählen, was du wissen willst und was lieber nicht. Die Zukunft erscheint dir manchmal richtig düster. Und gar nicht so selten hast du richtig Angst davor, dass deine Freunde und du eigentlich gar keine Zukunft mehr haben. Was ist, wenn sich die Erderwärmung gar nicht mehr stoppen lässt? Was ist, wenn es wirklich immer mehr Unwetter, Wirbelstürme oder Dürren geben wird? Wenn der Planet unbewohnbar wird? Neben der Panik, die in solchen Momenten in dir aufsteigt, wirst du dann auch ganz oft wütend. Sehr wütend. Wütend auf die vorherigen Generationen, deine Eltern und Großeltern, die euch jetzt diese zerstörte Welt hinterlassen werden. Das ist absolut nicht fair! Am schlimmsten ist es, dass sie euch dann auch noch belächeln, wenn ihr immer wieder freitags auf die Straße geht, um für den Klimaschutz zu demonstrieren. Das ging in der letzten Zeit aber eh kaum mehr. Da war nämlich fast gar nichts mehr erlaubt – und das war wahnsinnig schwer für dich. Die Pandemie und dieses Coronavirus haben irgendwie so viel kaputt gemacht. Erst konntest du wochenlang nicht in die Schule gehen und somit auch nicht deine Freundinnen sehen, dann gab es immer wieder ein Hin und Her, ob und wie ihr in die Schule zurückkehren könnt. Zwischendurch hast du mit deiner ganzen Familie in Quarantäne gesessen, immer mit der Angst im Nacken, dass sich jemand von euch mit diesem bescheuerten Virus angesteckt haben könnte. Als es dann endlich auch die Impfung für Jugendliche gab, haben deine Eltern viel gestritten, weil sie sich nicht einig waren, ob du geimpft werden sollst oder nicht. Du wolltest es eigentlich immer. Zumindest wolltest du, dass dieses Chaos endlich aufhört, ihr endlich wieder ein normales Leben habt und du nicht immer diese Maske tragen musst, unter der deine Haut noch schlechter geworden ist. Und außerdem warst du die dauernden Tests leid. In dem einen Nasenloch hattest du nämlich immer Nasenbluten. Neulich hast du irgendwo gehört, dass es jetzt öfter solche und noch viel gefährlichere Pandemien auf der Welt geben wird. Da hast du angefangen zu weinen und bist in dein Zimmer gegangen. Dein Herz hat ganz schnell geschlagen und du hast gezittert vor Angst. Überhaupt hast du mittlerweile viel mehr Ängste und machst dir über viel mehr Dinge richtige Sorgen. Was ist, wenn jemand aus deiner Familie schwer krank wird und stirbt? Oder du selbst? Was ist, wenn es noch mehr Krieg gibt? Manchmal bist du ganz verzweifelt, weil du das Gefühl hast, die ganze Welt würde aus den Angeln gehoben.

So bleibst du ruhig bei Zukunftsangst

Schreibe deine Ängste auf! Wenn Sorgen und schlimme Gedanken völlig wild in deinem Kopf herumspuken und du sie vor lauter Angst gar nicht richtig fassen kannst, nimm dir Stift und Papier zur Hand und schreibe sie auf. Schreibe dir alles von der Seele und ordne es dann. Eine äußerliche Ordnung kann nämlich sehr gut dabei helfen, eine innere Ordnung zu schaffen. Und das wiederum kann dich dabei unterstützen, wieder etwas klarer zu sehen. Welche Ängste sind realistisch? Welche hingegen entstehen nur aufgrund von Horrorszenarien, die in deinem Kopf stattfinden?

Suche dir Gesprächspartner! Bestimmt gibt es in deinem Umfeld eine Person (oder mehrere), denen du voll vertraust. Das können deine Eltern sein, deine Oma, deine Tante, deine Freundinnen, ganz egal. Erzähle ihnen von deinen Ängsten und Sorgen. Dazu kannst du auch das, was du aufgeschrieben hast, zu Hilfe nehmen. Du musst das alles nämlich keinesfalls alleine mit dir ausmachen! Zum einen hilft schon mal die Anwesenheit vertrauter Personen, dass man sich nicht mehr ganz so alleine fühlt. Und zum anderen ist es eine große Erleichterung, wenn du dir Dinge, die dich belasten, von der Seele reden kannst. Hast du niemanden in deinem Umfeld, mit dem du ein solches Gespräch führen kannst, gibt es auch zahlreiche offizielle Anlaufstellen, an die du dich telefonisch oder per E-Mail wenden kannst – keine Angst, sie behandeln alles, was du mit ihnen beredest, vollkommen vertraulich. Ich habe dir am Ende dieses Kapitels einige solche Ansprechpartner aufgelistet.

Werde aktiv gegen deine Angst! Nun ist es ja so, dass es leider absolut berechtigt ist, sich Sorgen um das Klima auf der Erde zu machen. Und damit wären wir bei den realistischen Ängsten, die auch nach dem Gedankensortieren und den hilfreichen Gesprächen immer noch da sind. Weil sie durch reale Bedrohungen und Gefahren verursacht werden. Aber auch in diesen Fällen kannst du etwas tun: Werde aktiv! Da ist es schon mal toll, wenn du bereits dabei bist, mit anderen Jugendlichen auf das große Problem des Klimawandels aufmerksam zu machen! Ihr seid eine starke Generation und ihr müsst nun das Wort ergreifen! Dennoch hast du vermutlich das Gefühl, dass das noch lange nicht reicht. Dass du als einzelnes Mädchen nicht viel ausrichten kannst. Doch lass dir gesagt sein, gesellschaftliche Veränderungen fangen meist mit einzelnen Personen an. Deswegen kannst du überlegen, welchen Beitrag du ganz persönlich leisten willst und kannst, damit die Erde geschützt wird. Hole hier auch deine Familie mit ins Boot. Angst ist häufig gepaart mit dem Gefühl der Hilf- oder Machtlosigkeit. Hilflos und machtlos bist du aber keineswegs!

DAS KANNST DU TUN ...

Hier habe ich dir einige Vorschläge und Beispiele aufgelistet, wie du in deinem Alltag klimaschonender leben kannst. Aber dir fällt sicher noch viel mehr ein.

- Verzichte auf Fast Fashion! – Billige T-Shirts schonen zwar deinen Geldbeutel, aber nicht die Umwelt.
- Schränke gemeinsam mit deiner Familie deinen Fleischkonsum ein! – Ihr müsst nicht vollständig vegetarisch oder vegan leben, aber öfters mal fleischlos zu essen, ist bestimmt machbar.
- Verzichte auf (Mit-)Fahrten mit dem Auto – benutze öffentliche Verkehrsmittel (sofern es sie bei dir gibt), nimm das Fahrrad oder gehe zu Fuß!
- Wechsle bei Kosmetik- und Hygieneartikeln zu zertifizierten Bioprodukten! – Was du da bei Menstruationsartikeln machen kannst, verrate ich dir weiter hinten im Buch.
- Vermeide Plastik! – Dein Pausenbrot muss nicht in Frischhaltefolie eingepackt sein, eine Brotdose lässt sich immer wieder verwenden.
- Verzichte auf Flugreisen! Frag deine Eltern, ob ihr nicht auch mal mit der Bahn in den Urlaub fahren könnt.
- Werde Teil der „Foodsharing"-Community! – Hier stellen sogenannte Foodsharer (Supermärkte, Händler, Privatpersonen etc.) Lebensmittel, die kurz vor dem Verfallsdatum stehen oder die kleinere Mängel haben, aber dennoch einwandfrei sind, kostenlos zum Abholen bereit, damit sie nicht weggeschmissen werden müssen. Ihr als Familie könnt überschüssige Lebensmittel in „Fairteilern" (öffentliche Regale oder Kühlschränke) zur Verfügung stellen (www.foodsharing.de).
- Werde zusammen mit deiner Schule Teil der CommunityKlima! – Hier vernetzen sich Schulen aus ganz Deutschland und helfen sich gegenseitig dabei, nachhaltiger und ressourcensparender zu werden (www.community-klima.de).

Verarbeite das, was passiert ist! Während ich dieses Buch schreibe, stecken wir noch mitten in der Pandemie. Ich hoffe aber sehr, dass das schlimmste längst überstanden sein wird, wenn du dieses Buch in deinen Händen hältst. Genauso sehr hoffe ich, dass du in einer sicheren und friedlichen Welt aufwachsen darfst und keine Angst vor Diktatoren haben musst, die, wie jetzt gerade in der Ukraine geschehen, Nachbarländer überfallen und einnehmen wollen. Ich möchte keinesfalls kleinreden, wie schwer die letzten Monate für dich gewesen sind und wie viele Ängste du aushalten musstest. Uns Erwachsenen ging es oft ganz genauso. Dennoch denke ich, dass für euch junge Menschen diese Pandemie noch viel einschneidender und auch belastender war. Ihr seid um viele wichtige Erfahrungen (zum Beispiel Klassenfahrten, Abschlussfeiern etc.) gebracht worden und wurdet von der Politik ganz oft vergessen. All das müsst ihr nun erst einmal verarbeiten. Dabei kann dir das Schreiben helfen. Oder drehe nachträglich ein Videotagebuch. Male einen Comic. Erzähle deine Geschichte! Sprich über deine Erfahrungen, das Erlebte und deine Gedanken. Es werden vielleicht viele schmerzhafte Erinnerungen hochkommen. Ich wette aber, es werden auch einige ganz wunderbare Momente dabei sein. Schwierige Zeiten haben nämlich sehr oft auch sehr schöne Augenblicke. Und es ist wichtig, dass auch diese nicht vergessen werden.

Renne deiner Angst weg! Manchmal wird es dir vielleicht trotzdem nicht gelingen, aus deinem Gedankenkarussell auszusteigen und vor allem deine Ängste loszuwerden. Dann ist es manchmal sinnvoll, einfach die „Gedanken-STOPP"-Taste zu drücken. Und damit diese Taste auch längere Zeit auf AUS bleibt, ziehe dir deine Laufschuhe an, gehe eine Runde joggen oder packe deine Badesachen und auf ins Schwimmbad. Sport fördert die Durchblutung – du wirst dich also schnell fitter und wacher fühlen – und sorgt für die Ausschüttung von Glückshormonen. Und die brauchst du in solchen Momenten ganz dringend!

Dein Mutmachgedanke:
Auch wenn mir die Zukunft Angst macht, bin ich nicht hilflos! Ich verändere die Welt dort, wo ich es kann!

„Ich bin doch kein Opfer!“

„Ich war 14 Jahre alt. Drei Jungs steckten mich in eine Mülltonne, die in einem dunklen Winkel der Straße stand. Währenddessen lachten die Mädchen. Ich fühlte mich nutzlos. Beschämt. Gedemütigt.“ Dieses Zitat stammt von keiner Geringeren als Lady Gaga. Heute ist sie ein Weltstar, früher wurde sie gemobbt. So, wie es ihr damals erging, ergeht es auch heute unzähligen Kindern und Jugendlichen. Sie werden völlig ohne Grund gequält und misshandelt. Mittlerweile ist das Thema „Mobbing“ glücklicherweise kein Tabuthema mehr. Es wird öffentlich darüber gesprochen und es gibt viele verschiedene Hilfsangebote und Anlaufstellen für Opfer. Das bedeutet jedoch leider nicht, dass sich deshalb das Phänomen „Mobbing“ in Luft aufgelöst hat. Ganz im Gegenteil. In einer großen Studie (PISA-Studie 2018) gaben 6 % aller 15jährigen Schüler*innen an, sehr häufig Mobbing ausgesetzt zu sein. Von 100 Jugendlichen sind das sechs, die tagtäglich leiden, verzweifelt sind und große Angst vor der Schule haben! 23 %, also 23 von 100, berichteten sogar, dass sie mehrmals im Monat gemobbt werden. Mobbing findet jedoch nicht immer in der Schule statt. Durch Computer, Smartphones und Tablets konnte sich in den letzten Jahren eine ganz neue Form entwickeln: Das *Cybermobbing*. Hier wird mit Hilfe des Internets eine Person öffentlich bloßgestellt und beschimpft, es werden falsche Behauptungen, persönliche Bilder oder Videos verbreitet.

Mobbing beschreibt KEINEN kurzfristigen Streit oder eine Meinungsverschiedenheit, es geht hier nicht um einen normalen Konflikt, der natürlich unter Jugendlichen völlig normal ist (siehe weiter vorne zum Thema *Cliquenzoff*). Bei Mobbing handelt es sich um das körperliche oder seelische Quälen und/oder Ausgrenzen (meist) eines Einzelnen. Es kann ein einzelner Mobber sein, manchmal wird so jemand auch *Bully* genannt, oder auch mehrere. Dennoch ist Mobbing niemals eine Angelegenheit nur zwischen einzelnen Personen, sondern immer das Problem einer ganzen Gemeinschaft, zum Beispiel einer Schulklasse. Zwar gibt es einen (oder eben auch mehrere) Täter, häufig macht letztendlich aber die ganze Klasse mit bzw. schreitet nicht ein und lässt die Dinge laufen. Meist liegt das daran, dass die anderen Klassenmitglieder selbst Angst haben, anschließend Opfer zu werden. Sie sind in diesem Fall die „Möglichmacher“, können jedoch gleichzeitig ebenfalls sehr unter dieser Situation leiden.

Jeder Schüler und jede Schülerin kann selbst Mobbingopfer werden. Es gibt keine speziellen Eigenschaften oder Charakterzüge, die man haben muss, um in eine solche Position zu geraten. Klar ist jedoch: Mobbing kann das Selbstbewusstsein, die Freude am Leben, die Motivation in der Schule und vieles mehr zerstören und auch seelische Erkrankungen auslösen. Das allerwichtigste hierbei: Ein Mobbingopfer ist niemals schuld! Viele Jugendliche hoffen, dass die belastende Situation irgendwann von ganz alleine aufhört. Doch Mobbing vergeht nie von allein. Möglicherweise geht irgendwann das Interesse an einem aktuellen Opfer verloren, genauso schnell ist dann aber wieder ein neues gefunden – bis dann das alte wieder herhalten muss. Deshalb ist es GANZ wichtig, dass du, falls du in eine solche Situation geraten solltest, egal, ob im *real life* oder online, nicht versuchst, die Situation einfach auszuhalten oder das „Problem“ alleine zu lösen!

So wehrst du dich gezielt bei Mobbing in der Schule

Hole dir Hilfe von Erwachsenen! Mobbing hört nicht von alleine auf. Es macht keinen Sinn darauf zu warten, sondern es ist ganz wichtig, aktiv zu werden, sich Hilfe zu holen und Öffentlichkeit herzustellen. Toll, wenn du dich in diesem Fall an deine Eltern wenden und dich ihnen anvertrauen kannst. Sie wiederum können dann gemeinsam mit dir das Gespräch mit den Lehrern oder der Schulleitung suchen. Wenn du aus irgendwelchen Gründen nicht mit deinen Eltern sprechen möchtest, gibt es vielleicht eine andere vertraute Person, die dich unterstützen kann. Ansonsten kannst du natürlich auch immer mit deinen Lehrer*innen sprechen! Wenn es dir schwerfällt, deine Situation mündlich in Worte zu fassen, schreibe eine E-Mail oder einen Brief.

Kein direktes „Zurredestellen" des Mobbers! Leider macht es überhaupt keinen Sinn, wenn deine Eltern den Bully zur Rede stellen oder gar seine Eltern ansprechen. Wie bereits oben erwähnt, ist Mobbing Teil einer Gruppendynamik und nicht das „Problem" einzelner Personen. Im Zweifel stellen sich die Eltern schützend vor ihr Kind und bestärken es somit in seinem Verhalten. Es braucht nun unbedingt die Kontrolle und das Eingreifen unabhängiger und verantwortlicher Personen wie den Lehrern oder der Schulleitung.

Lasse dich psychologisch unterstützen! Mobbing kann schweres psychisches Leid verursachen und tiefe Wunden hinterlassen. Um das zu verhindern, solltest du dir frühzeitig psychologische Unterstützung holen. Ein Psychologe oder eine Psychologin kann dir dabei helfen, dich zu stärken und Schutzmechanismen zu entwickeln. Möglicherweise gibt es eine solche professionelle Hilfe an eurer Schule (z. B. Schulsozialarbeiter*in), an die du dich wenden kannst. Natürlich findest du aber auch außerhalb der Schule therapeutische Unterstützung. Unter www.psychotherapiesuche.de kannst du, am besten gemeinsam mit deinen Eltern, herausfinden, wer dir in deiner Nähe helfen kann.

Ein Schulwechsel als letzte Möglichkeit! Es ist absolut wünschenswert, dass die Schule dich und die gesamte Klasse so unterstützt, dass die Mobbingdynamik abgestellt werden kann. Das heißt einerseits, dass du wieder beruhigt und sicher zur Schule gehen kannst, andererseits auch, dass kein anderes Opfer leidet und auch die, die mobben dabei unterstützt werden, aus ihrer Rolle herauszukommen. Meist haben nämlich auch diejenigen, die andere drangsalieren, Probleme und das Mobbing ist ihr Ventil dafür. Der Weg dorthin kann sehr mühsam sowohl für euch Jugendliche als auch für die Lehrer sein. Dennoch lohnt er sich, weil er für eure Entwicklung ein großer und wichtiger Meilenstein mit einem enormen Lerneffekt sein kann. Leider gibt es Schulen, die entweder nicht bereit oder nicht in der Lage sind, sich dem Thema Mobbing anzunehmen und das Problem zu lösen. Damit du jedoch endlich zur Ruhe kommen kannst und dein Selbstwertgefühl und Selbstvertrauen nicht weiter beschädigt werden, kann es sinnvoll sein, gemeinsam mit deinen Eltern an einen Schulwechsel zu denken und ihn zu planen.

Wehre dich mit rechtlichen Mitteln! Mobbing kann eine Straftat sein! Jugendliche sind mit Vollendung des 14.Lebensjahres strafmündig. Handelt es sich beim Mobbing unter anderem um Körperverletzung, Sachbeschädigung, Nötigung zu strafbaren Handlungen oder Cybermobbing, kann der Täter angezeigt werden. Sicherlich sollte das ein letztmöglicher Schritt sein, dennoch ist es eine Möglichkeit, wenn andere Maßnahmen nicht greifen.

DEINE HELFER IM NETZ

Bei Mobbing

https://www.recht-relaxed.de/WebS/RechtRelaxed/DE/MobbingErpressung/Mobbing/mobbing_node.html

www.psychotherapiesuche.de

Und so wehrst du dich bei Cybermobbing

Vertraue dich jemandem an! Auch hier ist es ganz wichtig, dass du das Ganze nicht mit dir alleine ausmachst. Auch wenn du dich möglicherweise schämst oder große Angst hast, wende dich bitte unbedingt an einen Erwachsenen. Jugendliche müssen und können das nicht ganz alleine regeln, sondern brauchen nun unbedingt elterliche oder auch anderweitige (Lehrer, Lehrerin, Tante, Onkel, Großeltern etc.) Unterstützung.

Sichere Posts, Whatsapps, Bilder & Co.! Da das Internet sehr kurzlebig ist, können viele Dinge ganz einfach wieder gelöscht werden und sind dann für einen Laien nicht so leicht wieder auffindbar. Dennoch wurden rufschädigende Posts, Bilder, Videos etc. geteilt und sind bereits im Umlauf. Deshalb ist es ganz wichtig, dass du dir diese Dinge speicherst oder abfotografierst, damit du Beweise hast. Gemeinsam mit einer erwachsenen Person kannst du nun einen digitalen Ordner anlegen, in dem du alle Vorkommnisse nach Ort und Datum sortierst.

Blockiere Personen! Du musst dir weder beleidigende Nachrichten durchlesen, noch darauf antworten oder dich gar verteidigen. Um dich selbst zu schützen, solltest du die Telefonnummer der Täterin oder des Täters blockieren. Das Gleiche kannst du auch in den sozialen Netzwerken tun.

Kontaktiere den Anbieter des sozialen Netzwerkes! Auch hier ist es gut, wenn du elterliche (oder andere) Unterstützung hast. Fast jedes soziale Netzwerk und jede App bietet die Möglichkeit „unangebrachte Inhalte" zu melden. Das solltet ihr nun unbedingt tun, da nach einer Prüfung nicht nur Posts, Fotos etc. gelöscht werden können, sondern auch Personen gesperrt.

Hole dir professionelle Hilfe! In einigen Fällen werden leider weder das Melden noch das Blockieren der Person dazu führen, dass du endlich Ruhe hast. Cybermobbing ist eine Straftat und kann strafrechtlich verfolgt werden. Deshalb ist es ganz wichtig, dass du dir im Notfall (am besten gemeinsam mit deinen Eltern oder anderen vertrauten Personen) professionelle Hilfe holst. Zunächst kann das eine der am Ende des Kapitels genannten Anlaufstellen sein (klicksafe, juuuport usw.). Möglicherweise ist es jedoch auch nötig, zur Polizei zu gehen und/oder sich anwaltliche Unterstützung zu holen.

Dein Mutmachgedanke:
Es liegt niemals an mir, wenn ich gemobbt werde! Mobbing ist kein Problem von einzelnen Personen, sondern immer von einer ganzen Gemeinschaft! Ich trage keine Schuld an der Situation!

„Lass mich in Ruhe!"

Sexuelle Belästigung und Missbrauch – ein schwieriges Thema. Und ein so wichtiges. Leider ist es nach wie vor so, dass viele Menschen, die Opfer von sexueller Belästigung und Gewalt geworden sind, aus Angst oder Scham schweigen. Deswegen lass dir bitte gleich zu Anfang dieses Kapitels sagen: Für eine solche Tat gibt es NIEMALS eine Entschuldigung und das Opfer trägt NIEMALS eine Schuld daran. Und noch etwas ist mir hier ganz besonders wichtig: Sexuelle Belästigung bedeutet nicht, dass du körperlich bedrängt oder berührt werden musst, sondern kann schon mit anzüglichen Blicken und Äußerungen beginnen. Untersuchungen haben gezeigt, dass – leider – etwa 60 % aller Frauen nach ihrem 15. Lebensjahr bereits Erfahrungen damit machen mussten. Eine erschreckende Zahl. Sexuelle Belästigung oder Misshandlung kann übrigens nicht nur Frauen und Mädchen betreffen, sondern auch Jungen, trans- und intergeschlechtliche Menschen (zum Thema unterschiedliche sexuelle Orientierung komme ich im nächsten Kapitel). Und sie kann überall passieren: In der Schule, im Sportverein, in der Stadt, auf der Straße, in öffentlichen Verkehrsmitteln, aber auch – und das ist für viele besonders unfassbar – innerhalb der Familie.

Mir liegt dieses Thema besonders am Herzen, weil ich in meinem Beruf als Frauenärztin häufig damit in Kontakt komme. Ich erlebe sehr oft junge, verzweifelte Mädchen, die nach einer solchen Erfahrung traumatisiert sind – und leider in zu vielen Fällen die Schuld bei sich selbst suchen. Sie glauben mitunter, falsche Signale ausgesendet oder sich unpassend gekleidet zu haben. Ich versuche ihnen dann zu erklären, dass sie Opfer sind und ihnen so etwas nie hätte passieren dürfen.

Ich möchte nun eine ganz „klassische" Situation mit dir durchgehen, die – leider! – schon ganz vielen Mädchen und Frauen genauso (oder in ähnlicher Form) geschehen ist. Anhand dieses Beispiels möchte ich dir zeigen, wie du dich in solchen Momenten verhalten, wehren und dir adäquat Hilfe holen kannst.

„Marie geht nach dem Training im Sportverein nach Hause. Es wird langsam dunkel, obwohl es erst später Nachmittag ist. Eben typisch für die Wintermonate. Mit ihrer Sporttasche über der Schulter läuft sie zunächst an einer Hauptstraße entlang, bis sie in eine kleinere Seitenstraße einbiegt. Hier sind deutlich weniger Menschen unterwegs. Kurz hat sie ein mulmiges Gefühl im Bauch, geht dann aber weiter. Sie möchte auf dem kürzesten Weg nach Hause. Irgendwann merkt sie, dass schon eine ganze Weile lang jemand hinter ihr läuft. Sie dreht sich verstohlen um; es scheint ein Mann zu sein, Hände in der Hosentasche, der sie angrinst, als sich ihre Blicke treffen. Maries Schritt beschleunigt sich. Sie fühlt sich unwohl und ihr Herz pocht. Sie merkt, dass auch der Mann nun schneller läuft. Gegenüber geht eine Frau mit ihrem Hund spazieren. Weiter entfernt sieht Marie einen kleinen Kiosk mit Menschen. Sie wechselt die Straßenseite. Der Mann folgt ihr. Am liebsten würde sie anfangen zu rennen. Plötzlich spürt sie eine Hand auf ihrer Schulter: „He, Kleine, wohin denn so schnell? Du brauchst keine Angst vor mir zu haben, ich tu dir doch nichts! Wollen wir nicht noch etwas trinken gehen?“ Marie ist starr vor Angst. Was soll sie jetzt tun? Sie schüttelt die Hand des Mannes ab, doch der legt sie ihr unbeirrt wieder auf die Schulter und lässt sie dann weiter auf ihre Brust wandern.

So reagierst du richtig bei sexueller Belästigung

No **Verlasse dich auf dein Gefühl!** Fangen wir ganz am Anfang an. Ich möchte dich nämlich bitten, IMMER auf dein Gefühl zu vertrauen. Wenn dir etwas komisch vorkommt, du dich irgendwie unwohl fühlst, dann ist da immer etwas dran. Das heißt natürlich nicht, dass du jedes Mal belästigt werden musst, wenn du eine kleinere Seitenstraße langläufst. Es bedeutet aber, dass dir deine innere Stimme sagt, dass dieser Weg nicht ungefährlich für dich sein kann. Es ist niemals nötig, irgendein Risiko einzugehen. Das heißt: Nimm lieber einen Umweg, wenn dieser Weg sicherer für dich ist, warte lieber im Fitnessstudio, bis deine Eltern dich abholen können usw.

No **Nutze dein Handy!** Bitte schaue dir einmal ganz in Ruhe an, wie du auf deinem Handy mit einer einfachen Tastenkombination den Notruf wählen kannst. Je nach Handytyp – Tastenhandy oder Smartphone –

oder Hersteller kann das unterschiedlich funktionieren. Du kannst bei vielen Geräten auch einrichten, dass dabei direkt dein Standort übermittelt oder dass ein vorher von dir festgelegter Notfallkontakt informiert wird. Du kannst dir auch Apps, wie zum Beispiel „WayGuard.de", herunterladen. Damit kannst du dich auf deinem Nachhauseweg virtuell begleiten lassen und im Notfall Hilfe anfordern oder sogar mit einer realen Person an der anderen Leitung telefonieren, bis du sicher angekommen bist.

Mache einen Selbstverteidigungskurs! Früher wurde oft der Rat gegeben, den Tascheninhalt oder die Tasche selbst im Notfall zur körperlichen Verteidigung einzusetzen. Das Problem ist, dass diese „Waffen", gerade von einer dir körperlich überlegenen Person, letztendlich auch gegen dich selbst verwendet werden können. Ich möchte dir deshalb unbedingt ans Herz legen, einen Selbstverteidigungskurs zu besuchen. Mittlerweile gibt es überall reichlich Angebote (zum Beispiel bei der Volkshochschule, im Sportverein, im Fitnessstudio oder manchmal auch in der Schule). Hier lernst du, wie du dich mit geübten Bewegungen und Reaktionen körperlich wehren kannst, wenn es nötig ist. Allein das Wissen, dass du weißt, was du im Notfall tun musst, wird dir Selbstbewusstsein geben und dich schon vor einer brenzligen Situation bestimmt und selbstbewusst auftreten lassen.

Laute Stimme, eindeutige Körperhaltung! Und wie gehst du nun ganz konkret in der beschriebenen Situation vor? Atme als erstes einmal tief ein und aus und sammle dich. Weiche nun zunächst eine Armlänge von deinem Gegenüber zurück, richte dich dann gerade auf, Schultern zurück, Blick selbstbewusst nach vorne und strecke einen Arm deutlich nach vorne. Dieser dient nun als „Abstandshalter". Nun sprich mit ganz lauter und deutlicher Stimme: „STOPP, kommen SIE keinen Schritt näher!" Wiederhole es mehrmals laut und deutlich: „STOPP!". Es ist wichtig, dass du die Person siezt, auch wenn sie dich duzt; so ist für Außenstehende erkenntlich, dass das ein Fremder für dich ist.

Schaffe Öffentlichkeit und bitte laut um Hilfe! Auch hier gilt: Bitte versuche nicht, die Situation alleine zu regeln. Es ist ganz wichtig, dass Menschen, die in der Nähe sind, sehen was gerade passiert und dass du Hilfe benötigst. Leider bringt es manchmal nicht so viel, wenn du einfach nur „Hilfe!" rufst. Es gibt nämlich tatsächlich Leute, die sich nicht angesprochen fühlen, denken, es sei ein Spaß oder es einfach nicht so richtig einordnen können, was gerade passiert. Deshalb sprich die Personen bitte direkt an. Zum Beispiel die Frau, die gerade mit ihrem Hund spazieren geht: „Sie mit dem Hund, ich brauche dringend Hilfe! Der Mann hier belästigt mich!" Wenn diese Person nicht reagiert, sprich sofort gezielt die nächste an. „Sie mit der roten Jacke! Helfen Sie mir bitte!" Wenn dir diese Person dann zu Hilfe kommt, mache deutlich, dass du dich belästigt fühlst und möchtest, dass die Polizei gerufen wird.

Es ist ganz wichtig, dass du dich an eine erwachsene und vertraute Person (Eltern, Verwandte, Vertrauenslehrerin, Schulpsychologe, Hausärztin, Frauenärztin etc.) wendest, wenn dir so etwas passieren sollte. Gemeinsam könnt ihr dann weitere nötige Schritte besprechen; zum Beispiel ob eine Anzeige bei der Polizei erfolgen sollte. Ich habe dir unten auch einige wichtige Telefonnummern und Internetseiten aufgeschrieben, an die du dich jederzeit wenden kannst. Bitte mache eine solche Erfahrung niemals nur mit dir selbst aus!

DAS KANNST DU TUN ...

... wenn du **Zeugin einer (sexuellen) Belästigung** wirst!

- Das oberste Gebot: Bringe dich selbst nicht in Gefahr! Natürlich möchtest du helfen und eingreifen, wenn du siehst, dass ein anderer Mensch belästigt wird. Du hilfst jedoch niemandem, wenn du dich selbst in Gefahr bringst. Deshalb stürze dich nicht in die Situation hinein oder versuche sie gar ganz alleine zu regeln. Viel besser: Schaffe Aufmerksamkeit und hole noch mehr Hilfe.

- So holst du richtig Hilfe! Es ist ganz wichtig, die Menschen direkt anzusprechen: „Sie da in der blauen Jacke, die Frau wird belästigt, bitte kommen Sie und helfen Sie mir!" Geschieht der Übergriff in der Bahn oder im Bus, wende dich direkt an den Schaffner oder Busfahrer.
- Rufe besser früher als später die Polizei! Wenn du siehst, dass die Situation eskaliert, warte bitte nicht und rufe die Polizei (110 oder 112) an. Auch wenn sich alles wieder beruhigt, kommt die Polizei niemals umsonst. Es ist dennoch wichtig, dass sie von den Vorkommnissen in Kenntnis gesetzt wird.
- Präge dir Tätermerkmale ein! Damit du bei der Polizei genaue Angaben darüber machen kannst, ist es wichtig, dass du dir den Tathergang gut merkst. Möglicherweise ist der Täter (in seltenen Fällen kann es natürlich auch eine Täterin sein!) längst auf der Flucht, deshalb ist es beinahe noch wichtiger, dass du dir wichtige Personenmerkmale einprägst (Größe, Haarfarbe, Kleidung, andere besondere Kennzeichen, wie z. B. Tatoos, Narben etc.). So kannst du der Polizei genau beschreiben, wie die belästigende Person aussah.

Was kannst du gegen sexuellen Missbrauch tun?

Sexuelle Belästigung und auch sexueller Missbrauch geschehen natürlich nicht nur auf offener Straße oder durch fremde Personen. Sie kommen auch tagtäglich in Familien, Freizeit- und Betreuungseinrichtungen vor. Also durch Menschen, die den Opfern bekannt und gar nicht so selten auch vertraut sind. Gerade wenn der Täter oder die Täterin eine nahestehende Person ist, ist es meist sehr schwer für die Betroffenen, darüber zu sprechen, was ihnen zugestoßen ist oder ihnen immer noch zustößt. Eine Mischung aus Schuldgefühlen und Scham, gepaart mit der Furcht, nicht glaubwürdig zu sein, sind hier oft die vorherrschenden Gefühle. Diese Ängste und negativen Gefühle werden von den Täter*innen zudem häufig dafür missbraucht, ihre Opfer zum Schweigen zu bringen. Sie sind sich ihrer Macht und Autorität sehr wohl bewusst und nutzen diese aus.

Es gibt dazu, leider, auch wirklich erschreckende Zahlen, die ich dir nicht vorenthalten möchte: So wurden im Jahr 2021 in Deutschland 17498 Missbrauchsfälle von Kindern an die Polizei gemeldet. Wir müssen uns leider im Klaren darüber sein, dass diese Zahl nicht der tatsächlichen Opferzahl entspricht, sondern dass es noch sehr viel mehr Mädchen und Jungen gibt, die missbraucht werden, deren Leidensgeschichten aber niemand kennt, weil sie im Verborgenen geschehen und eben nicht angezeigt werden. Solche nicht bekannten Zahlen nennt man übrigens „Dunkelziffer". Das heißt, man weiß, dass die Zahl eigentlich größer ist, kann aber nicht genau sagen, wie hoch sie ist, weil man keine genauen Hinweise darauf hat. Erschreckenderweise wird vermutet, dass in jeder Schulklasse ein bis zwei Kinder sitzen, die Opfer von sexuellem Missbrauch sind.

Doch was ist das eigentlich genau – „sexueller Missbrauch"? Ganz wichtig: Nicht nur erzwungener Geschlechtsverkehr, sondern jede sexuell orientierte Handlung von Erwachsenen oder älteren Jugendlichen an Kindern gehören dazu! Das bedeutet natürlich nicht, dass jede Umarmung oder jeder Kuss eines Erwachsenen automatisch ein sexueller Übergriff ist, dennoch hast du auch hier immer das Recht zu sagen, dass du das nicht möchtest. Selbst wenn keinerlei sexuelle Hintergedanken dahinterstecken darf dir niemand körperlich nah kommen, wenn du das nicht möchtest. Deine körperlichen und seelischen Grenzen müssen immer respektiert werden! Hör' hier bitte auf dein Gefühl und lass' dir nie einreden, dass du dich nicht so „anstellen" oder nicht so „zickig sein" sollst. Du musst auch niemanden aus Dankbarkeit umarmen oder küssen! Hast du ein schönes Geschenk von einem Onkel, einer Tante oder einer anderen Person bekommen und freust dich darüber, reicht ein herzliches und ehrliches Danke völlig. Das muss immer akzeptiert werden!

Wenn dir ein Erwachsener jedoch zu nahe kommt, körperlich, aber auch mit eindeutigen Worten, dich berührt, vielleicht auch an sehr intimen Stellen, sich möglicherweise vor dir auszieht und von dir angefasst werden möchte, dich unter Umständen auch zu sexuellen Handlungen bis hin zum Geschlechtsverkehr drängt, dann handelt es sich ganz eindeutig um einen kalkulierten sexuellen Missbrauch. Dafür gibt es keine Entschuldigung und das Allerwichtigste: Du trägst niemals auch nur ein Fünkchen Schuld daran! Die Schuld liegt IMMER ganz allein bei dem Täter oder der Täterin! Solche Handlungen, die von Erwachsenen oder auch älteren Jugendlichen an Kindern und Jugendlichen begangen werden, sind verboten und strafbar. Und sie sind auch nicht mit der körperlichen Nähe und dem Austausch von Zärtlichkeiten vergleichbar, die junge Menschen während des Verliebtseins oder dem Gefühl der gegenseitigen Anziehung miteinander erleben.

Ich möchte an dieser Stelle nun die Gelegenheit nutzen, dir Mut zuzusprechen, falls du ein Mädchen bist, das genau in so einer Situation steckt. Das sexuellen Übergriffen ausgeliefert ist; möglicherweise von einem Familienmitglied, einem mit deiner Familie befreundeten Menschen, einer betreuenden Person in deinem Freizeitclub oder einem Trainer deines Sportvereins. Ich möchte dich ermutigen und unterstützen, nicht weiter im Stillen zu leiden, sondern diesen Geschehnissen ein Ende zu bereiten. Du bist nicht allein und es gibt Menschen, die dir helfen können! Du bist dieser Situation nicht hilflos ausgeliefert! Das Allerwichtigste ist jetzt, dass du dir genau diese Hilfe holst, die dir zusteht. Dass du anfängst, zu sprechen und dich jemandem anvertraust.

Wenn du Opfer von sexueller Gewalt oder Missbrauch bist, ist der erste und wichtigste Schritt, dein Schweigen zu brechen! Bitte wende dich an deine Eltern, deine Lehrer*innen, deine Ärzte*innen oder eine andere erwachsene, dir vertraute Person. Erzähle, was dir passiert ist oder noch passiert. Bitte vergiss dabei NIEMALS, dass DU das Opfer bist, keinerlei Schuld hast und du ein Recht darauf hast, dass dir geholfen wird. Diese Menschen werden dir dann helfen, in einem für dich geschützten Rahmen weitere Schritte einzuleiten. Wenn es in deinem Umfeld keine Person gibt, der du dich anvertrauen kannst oder möchtest, hast du auch immer die Möglichkeit, dich direkt an die Polizei zu wenden.

Außerdem gibt es viele verschiedene Anlaufstellen, an die du dich jederzeit wenden kannst und wo dir schnell und zuverlässig geholfen wird.

HIER BEKOMMST DU HILFE …

bei sexuellem Missbrauch

„Hilfetelefon Sexueller Missbrauch“: 0800 2255530

Telefon „Nummer gegen Kummer“: 116111

https://www.trau-dich.de
https://www.hilfe-portal-missbrauch.de
https://www.kinderschutzhotline.de
https://www.kinderschutz-zentren.org/zentren-vor-ort

Und noch etwas: Das gleiche gilt auch, wenn deine Freundin dir erzählt, dass sie sexuellen Missbrauch erfährt. Unterstütze sie dabei, sich Hilfe zu holen, entweder bei einer erwachsenen Person oder einer dafür zuständigen Anlaufstelle. Hilf ihr dabei, ihr Schweigen zu brechen!

Dein Mutmachgedanke:
Es ist niemals meine Schuld, wenn ich sexuell belästigt oder missbraucht werde! Ich war nicht zu aufreizend angezogen oder habe jemanden dazu ermutigt. Kein Mensch hat das Recht, mich gegen meinen Willen zu bedrängen oder anzufassen!

„Nein Danke, kein Bedarf!“

In diesem Kapitel soll es nun um die Themen „Zigaretten, Alkohol und Drogen“ gehen. Keine Angst, ich möchte dich hier nicht belehren und dir erzählen, wie gefährlich auch Alltagsdrogen (Mittel wie Alkohol, Tabak, Medikamente, die gesetzlich nicht verboten sind) sein können. Ich nehme nämlich stark an, das weißt du längst. Nun bist du aber gerade in der Pubertät und wir wissen beide ganz genau, dass das die Zeit ist, in der Wissen das eine ist, der Wunsch, Dinge auszuprobieren aber das andere. Und um eines von vorneherein klar zu stellen: Ich bin fest davon überzeugt, dass du nicht drogenabhängig wirst, weil du einen Joint geraucht hast und nicht alkoholabhängig, weil du mit deinen Freunden an einem Abend Bier oder Wein getrunken hast, wobei es dir am nächsten Morgen dann womöglich überhaupt nicht gut ging. Natürlich hast du auch schon mal an einer Zigarette gezogen oder rauchst hin und wieder eine, wenn du mit deinen Freundinnen am Wochenende unterwegs bist. Sachen auszuprobieren, Grenzen auszutesten, das gehört in der Jugend einfach dazu. Soweit, so gut.

Es gibt allerdings einen Unterschied zwischen dem Ausprobieren oder gelegentlich Machen und einer Regelmäßigkeit oder sogar Sucht. Diese Grenzen sind oft fließend und der Übergang geschieht gar nicht so selten beinahe unbemerkt. Es gibt außerdem einen Unterschied zwischen den verschiedenen Suchtmitteln; es gibt legale (Nikotin, Alkohol) und illegale Substanzen (Cannabis, Ecstasy, LSD, Kokain, Amphetamine etc.). Cannabis ist übrigens nicht in allen Ländern illegal, das heißt verboten, und auch hier in Deutschland wird immer wieder darüber diskutiert, ob es nicht in einem gewissen Rahmen legalisiert werden sollte.

Untersuchungen haben gezeigt, dass heutzutage weniger junge Menschen mit dem Rauchen anfangen und sie im Durchschnitt auch weniger Alkohol trinken als in früheren Generationen. Das ist eine sehr positive Entwicklung! Leider ist es aber auch so, dass der Konsum illegaler Drogen unter Jugendlichen seit einigen Jahren zunimmt. Und das wiederum ist natürlich ein sehr besorgniserregender Trend.

Und genau hier möchte ich ansetzen. Ich möchte, dass du erkennst und auch den Mut hast, dir einzugestehen, wenn es „zu viel“ ist. Es ist nämlich bereits zu viel, wenn es über den einen Zug an der Zigarette oder über die einzelne Kippe auf einer Party hinausgeht, es ist zu viel, wenn du beginnst, dir regelmäßig Päckchen von einer älteren Freundin mitbringen zu lassen. Wenn du abends keinen Spaß mehr haben kannst, ohne ein paar Gläser Sekt getrunken zu haben. Wenn du damit anfängst, dich zum Kiffen zu verabreden. Wenn du das erste Mal in deinem Leben eine „Gute-Laune“-Pille angeboten bekommst und du es nicht schaffst „Nein“ zu sagen. Ich weiß, dass hier sehr viele Faktoren hineinspielen. Denn es ist letztendlich nicht nur die bloße Neugier darauf, unbekannte und vielleicht auch verbotene Dinge, auszuprobieren. Mit Sicherheit spielt es hier auch eine Rolle, dass du keine Spielverderberin sein möchtest, nicht uncool sein willst und mitgehen möchtest, wenn sich die Mädchen und Jungs deiner Clique treffen. Und dennoch sind Zigaretten, Alkohol und Drogen niemals der richtige Weg zu zeigen, dass du es „wert" bist, dazuzugehören.

Meine dringende Bitte an dich: Wenn du dir nicht sicher bist, ob dein Suchtmittelkonsum noch im Rahmen ist oder wenn du das Gefühl hast, den Konsum nicht mehr unter Kontrolle zu haben, scheue dich nicht davor, dir professionelle Hilfe zu holen. Deine Hausärztin, der Schulpsychologe, aber auch unten genannte Anlaufstellen sind dafür die richtigen Ansprechpartner!

Im Übrigen kann man „Nein" auch ganz cool und smart sagen – und damit andere dazu ermutigen, es genauso zu tun.

So sagst du NEIN zu Zigaretten, Alkohol und Drogen

Darum ist Rauchen total daneben! Eigentlich ist es total einfach: Rauchen stinkt und ist sauteuer. Einen Raucher oder eine Raucherin zu küssen ist quasi das Gleiche wie einen Aschenbecher mit Lippen und Zunge zu berühren. Echt ekelig! Die Preise für Zigaretten sind in den letzten Jahren wahnsinnig gestiegen. Stell dir vor, was du dir für all die Päckchen Kippen, die du dir über die Wochen gekauft hast, am Monatsende hättest Schönes kaufen können! Natürlich ist Rauchen langfristig auch schädlich für deine Gesundheit und deinen gesamten Körper (die möglichen Auswirkungen zeigen dir die drastischen Fotos auf den Zigarettenpackungen), aber auch kurzfristig sorgt es für schlechte Haut, einen fahlen Teint und Falten. Nicht schön. Und: Es gibt keinen Raucher, der es nicht irgendwann bereut, überhaupt mit der Qualmerei angefangen zu haben!

So sagst du NEIN zu einem Kippenangebot! „Du, nein danke, ich möchte keine Zigarette. Ich mag gar nicht erst anfangen zu rauchen, weil es echt NIX gibt, für das es gut ist!"

Darum ist Alkohol total uncool! Alkohol löst die Stimmung, macht mutiger und auch kommunikativer. Das Problem dabei ist, dass er auch schnell dazu führt distanz- und hemmungslos zu werden. Das heißt, es könnte sein, dass du im Rausch Sachen machst, die du normalerweise nie tun würdest, weil du sie total daneben findest und dich am nächsten Tag abgrundtief dafür schämen würdest. Betrunkene Menschen sind nie cool, sondern in der Regel immer total peinlich und unangenehm. Auf Partys oder Feten werden leider auch oft Fotos und Videos gemacht, um den besonderen Event festzuhalten. Blöd ist, wenn dein Absturz dann quasi auch noch dokumentiert wird und womöglich für alle sichtbar in den sozialen Netzwerken landet. Ganz abgesehen von dem Filmriss, den fiesen Kopfschmerzen und der blöden Übelkeit am nächsten Tag.

So sagst du NEIN! „Danke, ich mag kein Bier mehr, ich habe genug, mir reicht es!" Um blöde Nachfragen zu vermeiden, kannst du dir an der Bar auch einfach etwas Alkoholfreies mixen lassen; das checkt keiner und du musst dich nicht immer wieder erklären.

Darum ist Kiffen total bescheuert! Es stimmt schon: Cannabis kann dich für eine bestimmte Zeit deinen ganzen Stress vergessen lassen. Möglicherweise fühlst du dich nach einem Joint mega entspannt, vergisst Raum und Zeit und bist total losgelöst. Das ist aber nur eine Momentaufnahme. Bei regelmäßigem und/oder langfristigem Konsum kann Cannabis einen negativen Einfluss auf deine Psyche haben. Depressionen, Angststörungen oder andere psychische Erkrankungen können auftreten oder verstärkt werden. Es gibt sogar Untersuchungen, die gezeigt haben, dass es den Umbauprozess des Gehirns in der Pubertät negativ beeinflussen kann.

So sagst du NEIN! „Nö, ich mag keinen Joint, danke. Mir geht es super, ich bin total gut drauf und mag jetzt nichts, was meine Stimmung verändert."

Darum sind Drogen total gefährlich! Ecstasy, LSD, Kokain, Amphetamine, wie Crystal Meth und viele andere Designerdrogen können auf den ersten Blick spannend und interessant wirken. Sind sie aber nicht. Letztendlich sind es einfach gefährliche Suchtmittel, die langsam, aber sicher – manche davon auch rasend schnell – deine Gesundheit, dein soziales Leben und letztendlich deine Zukunft kaputt machen, wenn du mit dem Konsum beginnst und dann den Absprung nicht mehr schaffst. Da gibt es leider überhaupt nichts schönzureden. Und noch etwas: Freunde, die dich zu dieser Art des Drogenkonsums überreden wollen, sind KEINE Freunde. Sie suchen schlicht und ergreifend Mitläufer. Dein Wohl liegt ihnen definitiv nicht am Herzen.

So sagst du NEIN! „Nein, danke, ich möchte nicht. Ich möchte auch nicht bloß mal probieren. Bitte frage mich nie wieder." Danach solltest du unbedingt überdenken, ob du noch weiter etwas mit dieser Person zu tun haben willst. Überleg dir, ob du sie nicht besser gleich aus deinem Leben streichst!

Vorsicht vor k.o.-Tropfen! Zu guter Letzt möchte ich noch das Thema k.o.-Tropfen ansprechen. Leider mussten schon so einige meiner jungen Patientinnen damit Erfahrung machen. Meist bestehen diese Tropfen aus einem Mix verschiedener betäubender Substanzen. Das Opfer, dem diese Mittel (z. B. Liquid Ecstasy) meist unbemerkt und heimlich verabreicht wurden, ist vollkommen wehrlos, hat einen totalen Blackout und kann sich anschließend an nichts mehr erinnern. Sehr hohe Dosen sind sogar lebensgefährlich. Nicht selten verwenden völlig skrupellose Männer k.o.-Tropfen dazu, Mädchen und Frauen zu betäuben und anschließend sexuell zu missbrauchen.

SO SCHÜTZT DU DICH VOR K.O.-TROPFEN

- Wenn du auf einer Fete oder in einem Klub bist, dann lass dir dein Getränk nicht von jemandem mitbringen, sondern hol es dir selbst.
- Lass dein Getränk nie aus den Augen, während du dich unterhältst oder tanzt, damit niemand unbemerkt etwas hineinschütten kann.
- Wenn du dich plötzlich komisch fühlst (Benommenheit, Schwindel und Übelkeit, Aussetzer, Verwirrtheit, eingeschränkte Beweglichkeit oder Lähmungen, Atemnot), wende dich bitte sofort an eine Freundin oder auch an das Personal der Gaststätte oder des Klubs und berichte von deinem Verdacht. Sage, dass du sofort medizinische Hilfe benötigst.
- Wenn du das Gefühl hast, dir wurden k.o.- Tropfen verabreicht, weil du zum Beispiel am nächsten Morgen aufwachst und du überhaupt nicht weißt, wo du bist oder was in den letzten Stunden geschehen ist, ist es ganz wichtig, dass du dich sofort an das nächste Krankenhaus oder die Polizei wendest. K.o.- Tropfen können leider nur eine gewisse Zeit im Blut nachgewiesen werden. Deshalb ist es unbedingt notwendig, dass du so schnell wie möglich untersucht wirst!

Dein Mutmachgedanke:
Ich bin nicht uncool oder feige, wenn ich NEIN zu Zigaretten, Alkohol und Drogen sage!
Ich bin eine mutige Vorreiterin und gebe anderen die Chance, es mir nachzumachen!

HIER BEKOMMST DU INFOS UND HILFE

Bitte vergiss' nicht: Du bist NIE allein (auch wenn es sich manchmal so anfühlt). Wenn es dir bei Problemen nicht möglich ist, mit Freundinnen oder Familienangehörigen zu sprechen, gibt es glücklicherweise (!) verschiedene Anlaufstellen, an die du dich jederzeit und ohne Scham wenden kannst. Hier stehen dir Menschen, die darauf spezialisiert sind, dir zu helfen, zur Verfügung. Je nach Problem oder Situation gibt es verschiedene Anlaufstellen. Ich habe dir hier nochmals ein paar aufgelistet.

Für alle deine **Probleme**: Nummer gegen Kummer 116 111

Bei akuten **Krisen**:
Hilfe von Jugendlichen für Jugendliche
https://www.youth-life-line.de/

Onlineberatung bei Streit mit den Eltern, Gewalt, Problemen in der Schule etc.: www.bke-beratung.de

Onlineberatung bei **Cybermobbing**, Stress in den **Sozialen Medien** & Co.: www.klicksafe.de, www.juuuport.de

Telefonhilfe und Onlineberatung bei **sexuellem Missbrauch**:
0800 2255530, www.hilfe-telefon-missbrauch.online

Telefonhilfe bei Gewalt gegen Frauen: 08000 116016
www.hilfetelefon.de

Telefonhilfe bei **Essstörungen**: 0221 892031

Telefonhilfe bei **Alkohol- und Drogenproblemen**: 01806 313031

Handy-App für Sicherheit auf dem **Nachhauseweg**: WayGuard.de

Unter diesem Link findest du eine **Liste weiterer Kontaktmöglichkeiten**:
https://www.recht-relaxed.de/WebS/RechtRelaxed/DE/HolDirHilfe/holDirHilfe_node.html

LIEBE, SEX & ZÄRTLICHKEIT

Als wäre dein Leben mit Schulstress, Elternstreit & Cliquenzoff nicht schon kompliziert genug, kommt jetzt auch noch dieses Verliebtsein dazu! Nicht nur, dass du mit deinen Gedanken ständig bei „dieser einen" Person bist, nein, jetzt fühlst du plötzlich auch diese Sehnsucht nach körperlicher Nähe, den Wunsch, sie zu berühren und zu spüren. Das verunsichert dich total! Tausend Fragen schwirren dir durch den Kopf. Was passiert da gerade mit dir? Wie sollst du dich verhalten, wenn ihr euch ganz allein trefft? Und was ist, wenn dir am Ende das Herz gebrochen wird? In diesem Kapitel erfährst du alles über die ersten Berührungen, richtige Küsse und natürlich das berühmte „erste Mal". Du bekommst Tipps, wie du euer erstes gemeinsames Date total entspannt gestalten kannst und erfährst, warum Liebeskummer zwar echt weht tut, aber niemals das Ende der Welt bedeutet!

Und plötzlich bist du verliebt

Du weißt noch, wann du ihn das erste Mal gesehen hast. Es war nur ein kurzer Augenblick, aber du bist dir ganz sicher, dass du ihn niemals vergessen wirst. Er stieg aus dem Bus und lief ins Schulgebäude. Er hatte seine Ledertasche unter den Arm geklemmt, schaute etwas verlegen und strich sich unsicher durch die Haare. Das war er also, der Neue, von dem alle schon gesprochen hatten. Er ging ab sofort in die Klasse über dir. Seit diesem Tag hast du dann versucht, wann immer es ging, einen Blick auf ihn zu erhaschen. Manchmal hast du richtig auf der Lauer gelegen und darauf gewartet, dass er seinen Klassenraum verlässt. Nur deine beste Freundin wusste davon, dass er dir so wahnsinnig gut gefiel. Deine Mutter fragte auch einmal nach, ob du vielleicht verliebt seist. Irgendwie schien sie etwas bemerkt zu haben. Du hast es abgestritten. Das geht deine Eltern nämlich gar nichts an. Und du warst natürlich auch nicht verliebt, er gefiel dir einfach nur! Er war irgendwie viel erwachsener als die Jungs aus deiner Klasse. Einmal wart ihr gemeinsam am Schulkiosk. Weil es dort immer so eng war, wurdest du gegen ihn gedrückt. Du konntest ihn riechen und hast mit deiner Schulter seinen Arm berührt. Dein Herz fing ganz wild an zu klopfen und deine Hände waren plötzlich schweißnass. Sogar ein bisschen schwindelig war dir. Es fühlte sich aber gut an. Zum Glück hat das niemand gemerkt. Danach war dir, als hättest du gerade einen 1000-Meter-Lauf gemacht. Fühlt sich das Verliebtsein vielleicht doch genauso an?

Diese Geschichte ist jetzt schon ein paar Jahre her. Im Nachhinein glaubst du, dass du da tatsächlich das erste Mal verliebt warst. Vermutlich hat er dich damals gar nicht wahrgenommen, aber du erinnerst dich trotzdem gerne an diese Zeit. Du hast das erste Mal in deinem Leben Herzklopfen wegen eines Jungens gehabt. Natürlich warst du auch danach immer mal wieder verliebt. Mit einem Klassenkameraden warst du sogar mal ein paar Wochen zusammen.

Und auch heute ist es jedes Mal dasselbe, wenn du dich zu einem Jungen hingezogen fühlst: Du möchtest ihn so oft es geht sehen, in seiner Anwesenheit schlägt dein Herz schneller, deine Hände werden feucht und du bist ganz aufgeregt. Doch warum ist das so? Ist das tatsächlich Verliebtsein? Und was passiert da eigentlich genau mit dir?

Das passiert in deinem Körper, wenn du verliebt bist

Verliebt sein – das ist wohl mit eines der schönsten Gefühle der Welt. Vor allem, wenn das Gefühl erwidert wird. Und, das *turnt* dich jetzt vielleicht ein bisschen ab, in deinem Körper findet währenddessen ein wahres Feuerwerk an chemischen Prozessen statt. Ich finde das ja mega spannend, weil es auch zeigt, dass Chemie definitiv nichts ist, was nur in der Schule im Chemiesaal stattfindet, sondern etwas, das das gesamte Leben auf ganz wunderbare Weise beeinflusst! Denn was wären wir Menschen, wenn wir nicht lieben könnten?

Wenn du verliebt bist, schüttet dein Körper vermehrt folgende Hormone aus:

- Dopamin: Das „Glückshormon“ sorgt dafür, dass du dich gut fühlst, ja, geradezu euphorisch, wenn du in der Nähe eines Menschen bist, in den du verliebt bist. Dein Körper belohnt sich damit selbst. Du brauchst deswegen auch weniger Schlaf und hast weniger Appetit.
- Adrenalin: Du fühlst dich, als ob du Schmetterlinge im Bauch hast. Wenn du deinen Schwarm siehst, steigt dein Blutdruck, dein Puls wird schneller, du fängst an zu schwitzen und es kribbelt überall.
- Oxytocin: Das „Bindungs- und Kuschelhormon“ sorgt dafür, dass du einem anderen Menschen vertraust, mit ihm zusammen sein möchtest und dir seine körperliche Nähe wünschst.
- Testosteron: Sinkt bei Männern während des Verliebtseins der Spiegel des männlichen Hormons Testosteron, so steigt er bei Frauen an. Ja, auch Mädchen und Frauen bilden männliche

Geschlechtshormone! Testosteron bewirkt, dass du ab einem gewissen Alter auch sexuelles Verlangen nach dem Menschen hast, für den dein Herz schlägt.

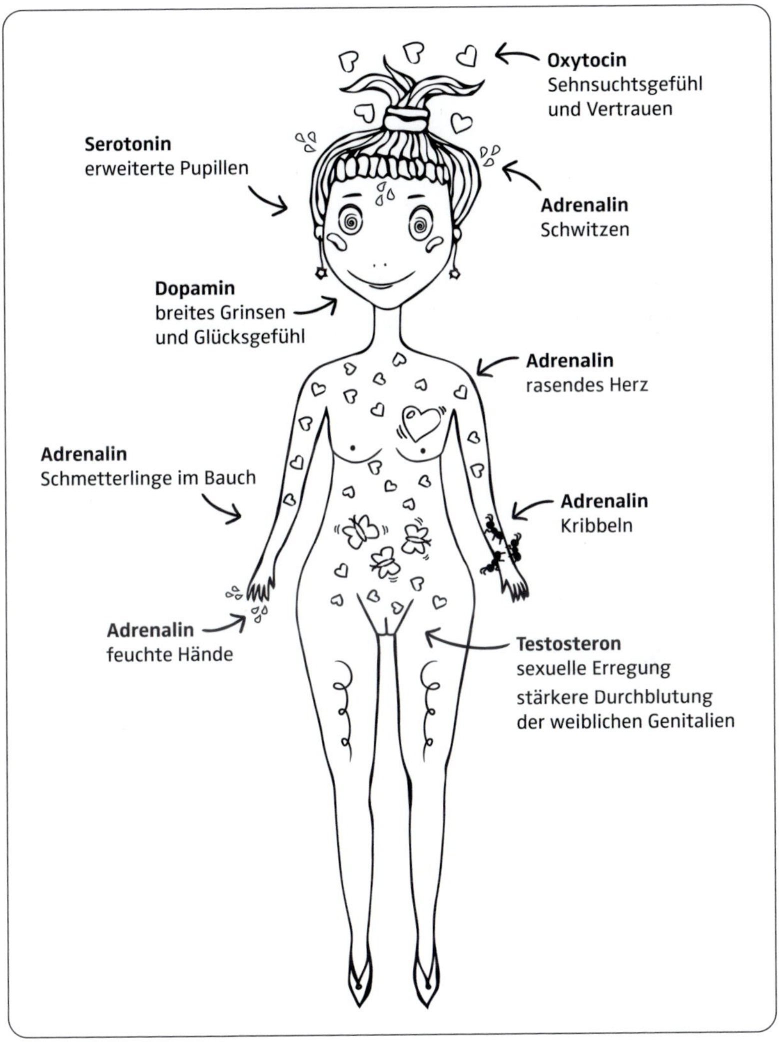

Verliebtsein – Hormone und Symptome

Ein Hormon sinkt dagegen beim Verliebtsein:

- Serotonin: Mit dem Abfall des Serotonins, übrigens auch eine Art „Glückshormon", verbunden ist der dringende Wunsch deinen Schwarm so oft es geht zu sehen. Du bist quasi „fixiert" auf diese eine Person.

Gerade das erste Verliebtsein fühlt sich wie ein Wirbelsturm an, der plötzlich über einen hereinbricht. Die Hormonausschüttung trifft euch Jugendliche meist mit voller Wucht und kann euch manchmal auch ganz schön aus der Bahn werfen. Aber keine Angst: Obwohl Verliebtsein immer schön ist und sein wird, verläuft es später nicht mehr ganz so stürmisch, denn im Laufe des Lebens entwickelt sich in der Regel eine Art Toleranz. Wir gewöhnen uns quasi an diesen Hormoncocktail, können besser damit umgehen und lassen nicht mehr unser gesamtes Leben davon bestimmen.

LGBTQ+ – ein Regenbogen an sexuellen Orientierungen

Die Geschichte des ersten Verliebstseins, die ich oben beschrieben habe, handelt von einem Mädchen und einem Jungen. Mir ist es ganz wichtig zu betonen, dass diese Geschichte selbstverständlich auch von zwei Jungen, zwei Mädchen, ein oder zwei transgeschlechtlichen Jugendlichen hätte erzählen können. Völlig egal. Denn Verliebtsein fühlt sich für alle Menschen ähnlich an und ist nicht vom Geschlecht, dem man selbst zugehört oder in das man sich verliebt, abhängig. Liebe ist immer eine der schönsten Sachen der Welt, egal, zwischen wem und in welcher Form.

Ich glaube, ich muss dir gar nicht erklären, was genau LGBTQ+ ist. Vermutlich könnt ihr jungen Leute das nämlich längst viel besser. Ich finde es großartig, wie selbstverständlich und offen ihr damit umgeht, dass es auf der Welt mehr als zwei Geschlechter und viele Arten der Liebe gibt. Ich bin der Meinung, da können wir Eltern uns noch eine ganze Menge von euch abschauen! Und genau darum, soll es in diesem Kapitel nun gehen. Auch wenn ihr Jugendlichen nämlich längst viel weiter seid und deutlich weniger Probleme mit einer bunten „Regenbogenwelt" habt, hinken da die Gesellschaft und vor allem die älteren Generationen oftmals noch ganz schön hinterher. Ich möchte dich nun dabei begleiten und unterstützen, zu dir und deinen Gefühlen zu stehen, wenn du merkst, dass das Gefühl deiner Geschlechtszugehörigkeit oder die Form deiner Liebe eine andere ist, als die, die von der älteren Generation meist vorgelebt wurde und – leider – oftmals noch erwartet wird.

WUSSTEST DU EIGENTLICH …?

… dass **LGBTQ+** die englische Abkürzung für L (lesbian/lesbisch), G (gay/homosexuell), B (bisexuell), T (transgender/transsexuell), Q (queer), + (z. B. pansexuell) ist.

Auch wenn das für dich wahrscheinlich absolut nichts Neues ist, möchte ich dennoch noch einmal einen kurzen Überblick über LGBTQ+ geben:

Lesbisch bedeutet, dass Mädchen und Frauen ein anderes Mädchen oder eine andere Frau lieben und/oder eine sexuelle Beziehung zu ihr haben.

Homosexuell hingegen beschreibt die Liebe oder sexuelle Anziehungskraft zwischen Jungen und Männern.

Bisexuelle Menschen fühlen sich zu beiden Geschlechtern hingezogen, können also Männer und Frauen lieben.

Transsexuelle Menschen identifizieren sich nicht mit ihrem Geburtsgeschlecht. Sie fühlen sich als wären sie im „falschen Körper" geboren. Es kann sein, dass sie als Mädchen geboren wurden, sich aber als Junge fühlen und so auch leben wollen. Oder umgekehrt. Manche machen eine Geschlechtsangleichung, damit ihr Körper zu dem von ihnen gefühlten Geschlecht passt.

Queere Menschen lassen sich in keine Kategorie „pressen". Sie möchten nicht durch ihr Geburtsgeschlecht definiert werden und auch ihr Liebes- und Sexualleben ist geschlechtsunabhängig. Manchmal wird *queer* einfach als Oberbegriff für alle nicht hetero- oder transsexuellen Menschen verwendet.

Pansexuellen Menschen ist das Geschlecht der oder des Anderen völlig egal. Sie fühlen sich ganz unabhängig davon zu einer Person hingezogen.

Vorneweg möchte ich noch ein paar Dinge erklären, weil ich sie für sehr wichtig halte. Zunächst einmal ist es völlig normal in der Pubertät, dass du dich zeitweise überhaupt nicht wohl in deinem Körper fühlst. Die wachsenden, schmerzenden Brüste, die oft extrem nervige Periode und vieles mehr können dir dein gutes Körpergefühl manchmal ganz schön verhageln. Möglicherweise haderst du auch immer mal wieder damit, ein Mädchen zu sein, weil dir das Leben als Junge mitunter weniger kompliziert erscheint. Das alles ist nicht mit einer Störung der Geschlechtsidentität gleichzusetzen und ein völlig normaler Entwicklungsprozess. Amerikanische Untersuchungen haben gezeigt, dass 80 bis 95 % aller Kinder sich zeitweise nicht mit ihrem Geschlecht identifizieren können, damit also irgendwie nicht zufrieden sind. Mit Abschluss der Pubertät verschwindet dieses Gefühl in der Regel komplett.

Gar nicht so selten fühlen Mädchen sich zwischendurch körperlich angezogen von ihrer besten Freundin und sammeln auch ihre ersten intimen Erfahrungen mit ihr. Sie ist schließlich eine vertraute Person und es ist schön, gemeinsam mit ihr die ersten sexuellen Erlebnisse zu haben. Und dennoch heißt das keinesfalls, dass die Mädchen sich nun für immer gleichgeschlechtlich orientieren und lesbisch sind.

Das Hadern mit der eigenen Geschlechtsidentität und das Suchen nach der sexuellen Neigung gehört also zu einer ganz normalen Pubertät dazu. Manche Jugendlichen beschäftigen sich mehr damit, andere weniger – und das ist alles völlig in Ordnung.

Darum kann deine sexuelle Orientierung viele Gesichter haben

Dennoch kann sich mit der Zeit herausstellen, dass du dich grundsätzlich mehr zu anderen Mädchen hingezogen fühlst. Oder gleichermaßen zu beiden Geschlechtern. Vielleicht möchtest du dich auch komplett davon freimachen und verliebst dich tatsächlich nur in „einen Menschen“ und es ist dabei völlig unwichtig für dich, ob er oder sie ein Junge oder ein Mädchen ist. Es ist auch denkbar, dass du mit den Jahren erkennst, dass es kein einfaches Hadern mit deinem Dasein als junge Frau ist, sondern du dir wirklich kein Leben als solche vorstellen kannst. Die Welt der Liebe und der Sexualität ist vielfältig. Du bist nun ein Teil davon und du darfst sie für dich so gestalten, wie es dich glücklich macht. Voraussetzung ist natürlich immer, dass die andere Person damit einverstanden ist. Der erste Schritt ist, dass DU dich damit wohlfühlst und DU deinen Frieden findest. Der zweite Schritt kann (muss aber nicht!) dann sein, dein Umfeld darüber zu informieren.

Hierfür möchte ich dir einige Ratschläge an die Hand geben, wie du vorgehen kannst:

- **Entschuldige dich nicht!** Wenn du deiner Familie oder deinem Freundeskreis mitteilen möchtest, welche Geschlechtsidentität oder sexuelle Neigung du leben möchtest, sollte es niemals darum gehen, dich zu entschuldigen! Du kannst deine Mitmenschen informieren, damit sie zum Beispiel nicht überrascht sind, wenn du beim nächsten Mal deine Freundin mitbringst; du solltest dich aber niemals rechtfertigen oder schuldbewusst erklären. Liebe ist ein Geschenk, egal welche Form sie hat.

- **Sei stolz auf dich!** Es ist ganz wunderbar, dass du die Fähigkeit hast, zu lieben. Das wird dir in deinem Leben sehr viel Wärme, Geborgenheit und wunderbare Momente verschaffen. Es ist eine große Leistung zu erkennen, in welcher Form du deine Liebe geben und wie du sie empfangen möchtest. Es gibt nach wie vor viel zu viele Menschen, die wegen der gesellschaftlichen Zwänge ihre eigene Geschlechtsidentität oder sexuelle Neigung unterdrücken. Sie trauen sich nicht sich einzugestehen: „Ich bin schwul oder lesbisch oder liebe völlig geschlechtsunabhängig", und sie werden das auch niemals anderen gegenüber äußern. Und werden sehr unglücklich. Deswegen sei bitte stolz auf dich, dass du bereits in deinen jungen Jahren diese Erkenntnis für dich gewinnen konntest!

- **Habe Geduld mit deinem Umfeld!** Möglicherweise reagieren deine Eltern sehr überrascht oder zunächst auch ablehnend darauf, dass du ab sofort eine feste Freundin hast oder von nun an als Junge leben möchtest. Es ist wichtig, dass du deinem Umfeld etwas Zeit gibst, sich an diesen neuen Umstand zu gewöhnen. Überrascht oder auch schockiert zu sein, ist nicht das gleiche wie Ablehnung. Du hattest einige Jahre lang Zeit, dich mit diesem Thema zu beschäftigen und dich vorzubereiten; gib sie nun auch deinen Mitmenschen. Auch sie müssen sich herantasten und ihre Erfahrungen sammeln, damit sie erkennen können, dass sich für sie gar nichts verändert: du bleibst immer ihr Kind, bist immer noch ihre Tochter oder jetzt eben halt ihr Sohn. So haben auch sie nun die Möglichkeit, ihren Horizont zu erweitern.

Hole dir Unterstützung! Profitiere von der Erfahrung und dem Wissen anderer Menschen. Tut sich dein Umfeld unverändert schwer damit, dass du nicht heterosexuell bist, also du dich gar nicht oder nicht ausschließlich zu Jungen hingezogen fühlst, kann es durchaus sinnvoll sein, dass du dir Hilfe holst. Auf der Seite www.regenbogenportal.de findest du ganz viele Informationen und Anlaufstellen, die jetzt hilfreich sein können. Gerade bei der Frage deiner Geschlechtsidentität und einer möglicherweise gewünschten Geschlechtsumwandlung, ist es ganz wichtig, dass du Ärzte und Ärztinnen aus verschiedenen Fachbereichen an deiner Seite hast. An vielen verschiedenen Kliniken Deutschlands gibt es Spezialambulanzen, die dich auf deinem Weg begleiten können. Bitte sprich auch mit dem Arzt/der Ärztin deines Vertrauens darüber. Er/sie kann dir behilflich sein, einen Kontakt herzustellen.

Die Aufregung vor dem ersten Date

Jetzt ist es also soweit: Ihr trefft euch das erste Mal! Du bist total aufgeregt und kannst es eigentlich immer noch nicht glauben. Du hast so lange darauf gewartet, dass er dich fragt, ob du Lust hast, mit ihm auszugehen. Und dann kam wirklich seine Nachricht. Erst dachtest du, dass es möglicherweise ein Scherz sei und hast gezögert, darauf zu antworten. Nachdem du dich aber mit deiner Freundin besprochen hast, hast du schließlich zurückgeschrieben. Freitagnachmittag trefft ihr euch in deinem Lieblingscafé. Seit Tagen überlegst du nun, was du anziehen und wie du deine Haare stylen sollst. Du bist euer Treffen nun schon hundertmal im Kopf durchgegangen. Was ist, wenn ihr nicht wisst, über was ihr sprechen sollt? Oder wenn er merkt, wie aufgeregt du bist? Oder wenn er dich am Ende total bescheuert findet? Immer wenn du an Freitag denkst, schlägt dein Herz wie verrückt und es kribbelt in deinem ganzen Körper. Wenn es doch nun endlich soweit wäre!

So bleibst du trotz Aufregung Du

Das erste Date ist immer super aufregend. Und weißt du was? Das bleibt es ein Leben lang! Selbst gestandene und *toughe* Frauen sind vor einem ersten Treffen total aufgeregt und machen sich viele Gedanken. Das ist absolut normal – und eigentlich auch schön. Schließlich bedeutet das, dass dir die andere Person gefällt, du ihr gefallen möchtest und du dir wünschst, dass ihr bei der Verabredung zusammen eine schöne Zeit verlebt – und später vielleicht auch noch mehr daraus wird. Ein Date fühlt sich außerdem immer irgendwie so an, als ob man selbst auf den „Prüfstand" gestellt wird. Völlig logisch also, dass man sich Fragen stellt wie „Gefalle ich?", „Bin ich unterhaltsam?" oder „Verbringt man gerne Zeit mit mir?"

Im Internet findet man tausend Anleitungen, wie man sich bei einem ersten Date verhalten sollte, was beim Gegenüber gut ankommt und was man besser lassen sollte. Klar, das kann man sich durchlesen, aber ehrlich gesagt bin ich kein großer Fan davon. Er hat dich nach einem Treffen gefragt, weil er dich gesehen und vielleicht auch schon öfter mit mir gesprochen hat und dich nun näher kennenlernen möchte. DU bist ihm ins Auge gefallen. Es macht meiner Meinung nach wenig Sinn, sich jetzt nach Schema F zu verhalten. Viel besser ist es, genau die zu sein, die du bist. So könnt ihr beide nämlich schauen, ob es zwischen euch passt, ob ihr euch noch einmal treffen wollt und mehr Zeit zusammen verbringen möchtet. Stell dir mal vor, du verstellst dich total bei eurem ersten Date und gibst vor, eine andere zu sein und musst dann immer wieder so tun, als ob, wenn ihr weitere Treffen vereinbart. Wie anstrengend! Also lieber direkt Bühne frei für DICH! Abgesehen davon, dass es natürlich absolut verständlich ist, dass du ihm gefallen möchtest, ist eine mindestens ebenso wichtige (wenn nicht sogar viel wichtigere) Frage: Gefällt er dir überhaupt?

Damit du dich etwas ruhiger und entspannter fühlst, bevor ihr euch trefft, möchte ich dir ein paar Tipps geben, die dir dabei helfen können.

Zieh dich bequem an! Ich weiß, dass in vielen Jugendzeitschriften oder auch im Internet Tipps für die Kleidung beim ersten Date gegeben werden. Doch keines der gezeigten Outfits wird genau dein Stil sein; aber um genau den geht es hier jetzt! Stell dir mal vor, du ziehst das erste Mal in deinem Leben hohe Schuhe an und kannst am Ende überhaupt nicht richtig darin laufen! Oder du fühlst dich in einer neugekauften Skinnyjeans total eingeengt und kannst kaum atmen! Macht absolut keinen Sinn! Also ziehe lieber gleich die Klamotten an, in denen du dich wohlfühlst, die dir gefallen und genau dein Stil sind. Das wichtigste hier: Du musst dir gefallen und dich wohlfühlen! Dann strahlst du das auch für andere aus – und das ist wahnsinnig attraktiv!

Lege dir ein paar Gesprächsthemen zurecht! Es ist völlig normal, dass sich beim ersten Date manchmal eine unangenehme Stille breit macht. Das muss gar nicht unbedingt etwas damit zu tun haben, dass ihr keine gemeinsamen Gesprächsthemen habt. Meistens liegt es vielmehr daran, dass beide Personen total aufgeregt sind, und deswegen gähnende Leere in den Köpfen herrscht, sodass die Aufregung nur noch mehr steigt. Um auf genau eine solche Situation vorbereitet zu sein, kannst du dir vorher schon ein paar Topics zurechtlegen. Möglicherweise brauchst du sie am Ende gar nicht, fühlst dich aber allein dadurch schon sicherer, dass du sie im Fall der Fälle parat hättest. Beispiele gefällig? „Was ist deine Lieblingssportart?“, „Warst du letztes Jahr in den Sommerferien?", „Magst du lieber Instagram oder Tiktok?", „Was ist deine Lieblingsserie auf Netflix?" usw. Das sind ganz einfache, unspektakuläre Fragen, auf die er antworten kann und du danach auch. So kann sich nach und nach ein lockeres Gespräch entwickeln.

Erzähle nicht so vielen Leuten davon! Vor einem ersten Date ist es meist besser, nicht allzu vielen Menschen davon zu erzählen. Das erhöht den Druck auf dich nämlich ungemein. So aufgeregt du bist und so gerne du es in die ganze Welt hinausrufen möchtest, teile deine Gefühle und deine Aufregung zunächst nur mit wirklich vertrauten Personen. Ansonsten läufst du Gefahr, dass du viel zu viele Nachfragen davor und/oder danach bekommst, was dich bestimmt noch mehr stresst. Besser ist, wenn du nur mit deiner Freundin vorher telefonierst und sie danach auch direkt wieder anrufst, um dich auszutauschen. Sollte sich aus dem Date eine Beziehung oder auch eine Freundschaft entwickeln, hast du noch genug Zeit, es mit allen zu teilen.

Du bist großartig! Du kannst der schönste Apfel der Welt sein, aber wenn die andere Person lieber Birnen mag, nutzt dir das nichts. Daran trägt keine(r) Schuld und es muss sich auch keine(r) dafür entschuldigen. Genauso solltest du es sehen, wenn ihr beide oder nur eine(r) von euch beiden kein weiteres Treffen vereinbaren möchte oder es einfach nicht passt zwischen euch. Klar kann das erst einmal enttäuschend sein; letztendlich ist es aber besser und ehrlicher, wenn in diesem Fall nicht lange um den heißen Brei herumgeredet wird. Und noch etwas: Meist sind Dates ja darauf angelegt, dass sich zwei Menschen ineinander verlieben (wenn sie es nicht längst schon sind). Gar nicht so selten können sie aber auch der Anfang einer ganz wunderbaren Freundschaft sein.

Der erste Kuss und die ersten Berührungen

Ob er direkt nach dem ersten Date stattfindet oder nach dem zehnten ist völlig egal! Der erste Kuss ist immer etwas ganz Besonderes. Trotzdem möchte ich hier mal ganz ehrlich sein: Auch wenn da ganz große Gefühle zwischen euch sind, ihr euch wahnsinnig gerne habt und total verliebt seid – der erste Kuss muss nicht immer schön sein. Ich weiß, in Filmen ist er das. Quasi wie ein Feuerwerk der Gefühle und es passt einfach alles. Die Realität sieht manchmal etwas anders aus. Da treffen die Lippen schief aufeinander oder die Zähne krachen aneinander. Das kann im ersten Moment total unangenehm und peinlich für euch beide sein. Muss es aber gar nicht! Es wird für immer eine wunderbare Erinnerung für euch bleiben, über die ihr später immer wieder gemeinsam lachen könnt. Küssen will gemeinsam gelernt werden, genauso wie Tandemfahren oder miteinander tanzen.

Genau das gleiche gilt übrigens für die ersten gegenseitigen Berührungen. Sie können von Anfang an wunderschön sein. Gar nicht so selten sind sie aber auch recht unbeholfen und noch sehr unsicher. Genauso wie beim Küssen habt ihr nun ganz viel gemeinsame Zeit, euch auszuprobieren. Es gibt hier kein Richtig oder Falsch und ich werde einen Teufel tun und dir hier eine Liste mit 10 Punkten aufschreiben, wie du richtig küsst oder eine andere Person streichelst! Richtig ist das, was euch gefällt. Und: Es muss sich nicht von Anfang an „perfekt" anfühlen. Lasst euch Zeit, gemeinsam herauszufinden, was sich schön für euch anfühlt, zeigt es euch gegenseitig, sprecht miteinander, wachst aneinander.

In den folgenden Abschnitten möchte ich euch beschreiben, wie sich körperliche Nähe anfühlt und was währenddessen in deinem Körper passiert. Auch hier wirst du wieder sehen, WAS für ein Wunderwerk dein Körper ist! Wie hier alle möglichen Botenstoffe das „Räderwerk" in deinem Körper in Gang setzen und ganz großartige Dinge in ihm und mit ihm passieren, sobald du einer Person nahe bist, die du magst.

Das passiert beim Küssen in deinem Körper

- Du bewegst über 30 Gesichtsmuskeln.
- Deine Gesichtshaut wird intensiver durchblutet und du bekommst einen gesunden und frischen Teint.
- Bei einem langen und intensiven Kuss läuft dein Stoffwechsel auf Hochtouren und du verbrennst reichlich Kalorien.
- Dein Herz-Kreislaufsystem wird auf sehr gesunde Weise trainiert.
- Dadurch, dass beim Küssen gegenseitig Keime ausgetauscht werden, stärkt ihr gegenseitig eure Immunsysteme.
- Das „Kuschelhormon“ Oxytocin stärkt zusätzlich dein Immunsystem, baut Aggressionen ab und lindert Schmerzen.
- Die „Glückshormone“ Dopamin und Serotonin sorgen dafür, dass du dich wohl fühlst und es dir gut geht.
- Die Nervenimpulse werden direkt von deiner Zunge und deinen Lippen zu deinen Sexualorganen weitergeleitet.

Das passiert beim Kuscheln in deinem Körper

- Über das größte Sinnesorgan, deine Haut, wird die körperliche Nähe und das liebevolle Berühren direkt an das zentrale Nervensystem weitergeleitet.
- Verschiedene „Wohlfühlhormone“ wie Oxytocin, Serotonin und Dopamin werden auch hier ausgeschüttet.
- Deine Muskulatur entspannt sich.
- Deine Herzfrequenz wird langsamer und deine Atmung ganz ruhig.

Das passiert in deinem Körper, wenn du sexuell erregt bist

Nun wirst du auch immer öfter ein ganz neues Gefühl spüren, das dich anfangs möglicherweise etwas verunsichern kann: Sexuelle Erregung. Es ist eine Mischung aus Aufregung, Lust und Wohlbefinden. Wie sich diese Empfindung äußert ist bei jedem Menschen anders und auch hier gibt es natürlich kein Richtig oder Falsch.

- Dein Blutdruck und deine Herzfrequenz steigen an.
- Die Durchblutung deiner Geschlechtsorgane nimmt zu; deine Vulvalippen und deine Klitoris schwellen an und deine Scheide weitet sich etwas.
- Deine Scheide wird feucht.
- Deine Brustwarzen richten sich auf.
- Sexuelle Erregung kann (muss aber nicht!) in einem Höhepunkt, dem Orgasmus, enden. Während des Orgasmus kommt es zu einer körperlichen und emotionalen Entladung, die sich sehr schön anfühlt. Jeder Mensch erlebt und beschreibt seinen Höhepunkt anders; er kann auch von Mal zu Mal unterschiedlich sein.
- Im Fernsehen, in Filmen oder im Internet wird es häufig so dargestellt, dass Frauen beim einfachen Geschlechtsverkehr sofort zum Orgasmus kommen. Im wahren Leben ist es jedoch nicht immer ganz so einfach. Deshalb ist es ganz wichtig, dass du dich hier nicht unter Druck setzen lässt! Vielleicht dauert es ein bisschen, bis du herausfindest, was dich erregt und zum Höhepunkt kommen lässt. Hier ist Selbstbefriedigung, auch Masturbation genannt, ein sehr guter Weg, dich und deine Empfindungen besser kennenzulernen. Wenn du herausgefunden hast, was dir gefällt, kannst du es schließlich deinem Sexualpartner oder deiner Sexualpartnerin zeigen. Natürlich könnt ihr euch auch gemeinsam gegenseitig entdecken! Deiner und eurer Fantasie sind hier keine Grenzen gesetzt!

Das erste Mal

Allein bei dem Gedanken daran werden deine Knie schon ganz weich. Deine Gefühle fahren Achterbahn. Einerseits freust du dich darauf, andererseits hast du auch richtig Angst davor. Dein erstes Mal. Du stellst es dir als ein total einschneidendes Erlebnis vor, mit jemandem Geschlechtsverkehr zu haben. Quasi als Übergang vom Mädchen zur Frau. Einer richtigen Frau, die ein eigenes und echtes Sexualleben hat. Wahnsinn!

WUSSTEST DU EIGENTLICH …?

… dass Jugendliche heutzutage älter sind, wenn sie ihr erstes Mal erleben? Eine große deutsche Studie hat gezeigt, dass im Alter zwischen 14 und 16 Jahren deutlich weniger Jugendliche bereits Geschlechtsverkehr hatten, als noch vor zehn Jahren. Im Alter von 17 Jahren hatten etwa 70 % aller Mädchen bereits ihr erstes Mal Sex. Der am häufigsten genannte Grund, warum die Jugendlichen noch keinen Geschlechtsverkehr hatten, war der, dass sie „die Richtige" oder „den Richtigen" noch nicht gefunden haben. Ich persönlich finde das eine sehr schöne Entwicklung. Nicht, weil ich die Reife für das erste Mal an einem gewissen Alter festmachen möchte, sondern weil es zeigt, dass die Jugendlichen verantwortungsvoll mit sich und ihrem Körper umgehen und eine gewisse Vorstellung davon haben, wie und mit wem sie dieses Ereignis teilen möchten. Übrigens wird beim ersten Geschlechtsverkehr mittlerweile hauptsächlich ein Kondom zur Verhütung (und zum Infektionsschutz!) verwendet. Immer weniger Mädchen dagegen nehmen die Pille ein.

Wie du merkst, dass du bereit dafür bist und wie du dich darauf vorbereiten kannst

Immer wieder fragen mich meine jungen Patientinnen, wie sie denn wissen können, wann sie bereit für das erste Mal sind. Manche von ihnen haben bereits einen festen Freund, andere nicht. Sie haben aber häufig durchaus schon einen Jungen im Auge, mit dem sie es erleben möchten. Ich schreibe hier von den ersten sexuellen Erfahrungen zwischen Mädchen und Jungen; die Neugier und Aufregung in gleichgeschlechtlichen oder auch trans-Beziehungen ist aber selbstverständlich genau die gleiche!

Die folgenden vier Punkte können dir dabei helfen, zu fühlen, ob du bereit für dein erstes Mal bist:

- Du fühlst dich im Großen und Ganzen wohl in deinem Körper! Natürlich wirst du immer etwas haben, was dir daran nicht gefällt. Und natürlich gibt es Tage, an denen du dich körperlich richtig schön findest, und Tage, an denen du dich am liebsten unter einem großen Kartoffelsack verstecken würdest. Das ist völlig normal! Was ich meine, ist jedoch ein grundsätzlich wohlwollendes Gefühl deinem Körper gegenüber. Das Gefühl, ihm zu vertrauen und ihn mit einer anderen Person teilen zu können. Wenn du nämlich dazu noch nicht bereit bist (das wäre völlig in Ordnung!), dann ist es womöglich noch etwas zu früh für deinen ersten Geschlechtsverkehr. Lass dich in diesem Fall bitte auch nicht unter Druck setzen und nimm dir alle Zeit der Welt, deinen Körper (noch) besser kennenzulernen und seine beste Freundin zu werden.
- Du hast dir Gedanken über die richtige Verhütung für dich gemacht! Es ist unglaublich wichtig, dass es eine sichere Verhütungsmethode ist, und du solltest dir bereits Gedanken darüber gemacht und sie auch schon organisiert haben. Am besten ist es natürlich, wenn du auch mit deinem Freund oder dem auserwählten Jungen darüber sprichst, wie ihr beide verhüten möchtet. Hier

geht es natürlich einerseits darum, dass du nicht schwanger wirst, andererseits aber auch um den Schutz vor Infektionskrankheiten, besonders dann, wenn er bereits sexuelle Erfahrungen gesammelt hat. In diesem Fall wäre auch eine doppelte Verhütungsmethode –Pille und Kondom – eine gute Möglichkeit. Es ist ganz wichtig, dass du dich diesbezüglich sicher fühlst und du dir währenddessen keine Sorgen oder Gedanken darüber machen musst. Bitte verlasse dich hierbei nie auf deinen Sexualpartner und übernimm selbst die Verantwortung für dich!

- Du hast einen Freund oder einen Jungen, dem du vertraust und mit dem du gerne dein erstes Mal erleben möchtest – ein Erlebnis, das du vermutlich nie vergessen wirst. Umso schöner ist es, wenn du es mit einer Person erlebst, der du vertraust und mit der du diesen Moment teilen möchtest. Es sollte auf gar keinen Fall darum gehen, dein erstes Mal „hinter dich" zu kriegen und dass du deshalb bei der Auswahl deines Geschlechtspartners nicht wählerisch bist. Dafür bist du und dieses Erlebnis viel zu wertvoll!
- Du hast eine Vorstellung davon, wo dein erstes Mal stattfinden soll! Deine Eltern mussten ihren ersten Sex womöglich noch auf dem Rücksitz eines Autos erleben. Auch wenn das im Nachhinein vielleicht romantisch erscheinen mag, war es in Wirklichkeit doch eher unbequem und mit viel Stress verbunden. Hast du dagegen einen Ort, an dem du dich sicher und wohl fühlst und kannst du dort deine ersten Erfahrungen machen, ist es umso schöner. Du musst deinen ersten Geschlechtsverkehr natürlich nicht minutiös durchplanen, dennoch darfst du selbstverständlich entscheiden, in welchem Setting du das Ganze erleben möchtest. Es muss nicht überraschend auf der Parkbank oder hinter der Sporthalle passieren. Was wünscht du dir? In deinem Zimmer, wenn deine Familie einen Ausflug macht? Bei deinem Freund, wenn seine Eltern abends nicht da sind? Ihr könnt gemeinsam Vorbereitungen treffen, um den Ort eures ersten Mals zu etwas ganz Besonderem zu machen!

Ein gebrochenes Herz

Eigentlich hattest du schon seit Tagen ein komisches Gefühl. Immer öfter blieben deine Nachrichten unbeantwortet und er hat dir auch abends vor dem Schlafengehen keine Gute Nacht mehr gewünscht. In der Schule ist er dir aus dem Weg gegangen. Natürlich war er total nett zu dir, wenn ihr euch zufällig getroffen habt, aber mehr eben auch nicht. Keine Fragen mehr, wann ihr euch das nächste Mal treffen oder ob ihr am Wochenende zusammen ins Freibad gehen sollt. Darüber bist du sehr traurig gewesen. Immer wieder hast du dich gefragt, ob du irgendetwas falsch gemacht hast. Dir fällt absolut nichts ein. Bis vor ein paar Tagen war noch alles völlig in Ordnung. Als du irgendwann den Mut gefunden hast, ihm eine Whatsapp zu schreiben und zu fragen, was los ist, antwortet er dir nach Stunden, dass er gerne mit dir sprechen möchte. Als du die Nachricht liest, rutschst dir dein Herz in die Hose. Obwohl du inständig hoffst, dass du dich irrst, ist dir sofort klar, dass er Schluss machen will. Du rufst sofort deine Freundin an. Sie rät dir, erst einmal ganz ruhig zu bleiben. Vielleicht sei er momentan einfach nicht gut drauf und wolle sich bei dir dafür entschuldigen, sagt sie. Du möchtest das gerne glauben. Am nächsten Tag wartet er vor der Schule auf dich. Ihr habt noch ein bisschen Zeit, bis euer Bus fährt. Als du ihn siehst, weißt du sofort, dass dich dein Gefühl nicht getäuscht hat. Er sieht traurig aus und kann dir nicht in die Augen sehen. Er sagt, dass er mehr Zeit für sich brauche und auch wieder mehr mit seinen Freunden machen möchte. Er sagt auch, dass es überhaupt nicht an dir läge, du toll seist, er aber gerade keine Beziehung möchte. Ihm sei das alles zu eng geworden. Du beißt dir die ganze Zeit auf deine Unterlippe, deine Augen brennen wie Feuer. Du möchtest jetzt nicht auch noch vor ihm anfangen zu weinen. Du nickst immer wieder und bist froh, als sein Bus endlich kommt und er gehen muss. Er deutet an, dich umarmen zu wollen, aber du weichst zurück. Er soll dich jetzt bloß nicht anfassen! Als er weg ist, brechen deine Tränen wie ein Sturzbach aus dir heraus. Du hast das Gefühl, der Boden tut sich unter dir auf und du fällst in ein unendlich tiefes schwarzes Loch. Dein Herz krampft sich zusammen. Dir hat noch nie etwas so weh getan. Er hat Schluss gemacht. Einfach so.

Darum ist Liebeskummer wichtig

Liebeskummer ist grausam. Da kann ich dir leider nichts anderes erzählen. Er tut weh – und das in jedem Alter. Überlege einmal, wie viele Songs und Filme es über den Schmerz nach einer Trennung gibt. Es sind unendlich viele! Liebeskummer beschäftigt die Menschheit seit jeher und wird sie auch immer beschäftigen, so tief geht dieses Gefühl.

Der Trennungsschmerz sorgt sogar auch körperlich für erstaunliche Veränderungen. Am Anfang einer Trennung ähnelt das Hormonlevel noch dem des Verliebtseins. Das Dopamin ist hoch, das Serotonin niedrig. Plötzlich schlägt es um; das Dopamin rauscht in freiem Fall nach unten, die Stresshormone Adrenalin und Cortisol schnellen weiter nach oben. Es kommt zu einer akuten körperlichen Stressreaktion, die vergleichbar ist mit echten Entzugserscheinungen bei Alkohol- oder Drogensucht. Verlassene leiden oftmals unter starker Unruhe, Appetitlosigkeit und Schlafstörungen. In dieser Phase ist die Gefahr am größten, dass du versuchst, denjenigen, der dich verlassen hat, wieder zurückzugewinnen. Möglicherweise versuchst du ihn ständig anzurufen, bombardierst ihn mit Nachrichten oder lauerst ihm sogar auf – quasi wie eine Drogenabhängige, die ihren Stoff braucht, damit sie sich wieder besser fühlt. Und höchstwahrscheinlich machst du das alles gegen deinen gesunden Menschenverstand, der in diesem Moment leider komplett ausgeschaltet ist.

Wusstest du, dass dieser Herzschmerz die gleichen Hirnareale aktiviert, wie körperlicher Schmerz? Das haben amerikanische Wissenschaftler herausgefunden. Liebeskummer tut also im wahrsten Sinne des Wortes weh.

Nun werden diese Erklärungen dir überhaupt nichts helfen, wenn du gerade verlassen worden bist. Dein Liebeskummer wird vermutlich nicht weniger, geschweige denn ganz aufhören. Es ist mir dennoch wichtig, dass du verstehst, was in diesem Augenblick mit dir passiert. Möglicherweise hilft es dir nämlich doch ein bisschen dabei, dich nicht ganz so hilflos und ausgeliefert zu fühlen. Ich kann dir nämlich eins versprechen: Liebeskummer vergeht, dieser Schmerz bleibt nicht für immer! Dein Körper wird nicht in dauerndem Alarmzustand verharren und es wird dir mit der Zeit wieder besser gehen. Wie lange das dauert, kann ich dir nicht sagen. Das ist nämlich bei jedem Menschen anders. Aber irgendwann ist der Liebeskummer wieder weg und du heilst.

Wie du es schaffst, den Liebeskummer hinter dir zu lassen

Ich möchte dir nun einige Tipps mit auf den Weg geben, die dir helfen sollen, nicht zu verzweifeln, wenn dein Herz gebrochen wurde.

Sprich über deinen Schmerz! Heule dich aus und zwar so richtig! Erzähle deiner Freundin von deinem Schmerz, rede dir alles von der Seele. Du musst nicht stark sein oder so tun, als ob alles in Ordnung sei. Du bist tief verletzt worden und hast Herzschmerz. Wenn du ein vertrautes Verhältnis zu deinen Eltern oder einem anderen Familienmitglied hast, sprich auch mit ihnen. Weine, schimpfe, sei wütend – alles, was dir Erleichterung verschafft, ist erlaubt und wird dir dabei helfen, dich bald besser zu fühlen.

DIE PLAYLIST FÜR LIEBESKUMMER

Wenn dein Herzschmerz allzu groß wird, kannst du dich auch ruhig eine Weile in dein Bett verkriechen, dir Songs über Liebeskummer und *heartache* anhören (unten findest du eine kleine Auswahl) und deinen Tränen freien Lauf lassen. Das spült ein wenig die Trauer weg und erleichtert. Hole dir die Lyrics und wenn nötig die Übersetzungen aus dem Netz, damit du weißt, worüber in den Liedern gesungen wird. Vielleicht drücken sie genau das aus, was du in diesem Moment fühlst. Und das kann auch ein Trost sein.

Adele – Someone Like You / Whitney Houston – I Will Always Love You / Ed Sheeran – Happier / James Arthur – Impossible / Andreas Bourani – Auf anderen Wegen / A Great Big World – Say Something / Bill Withers – Ain't no Sunshine / Philipp Poisel – Wie soll ein Mensch das ertragen / Sam Smith – I'm not the Only One / Selig – Ohne Dich / Abba – The Winner takes it all / Sheryl Crow – The First Cut is the Deepest / Bruno Mars – When I was Your Man / Sarah Connor und Gregor Meyle – Keiner ist wie du.

Und wenn der Kummer ein wenig nachgelassen hat, dann können dir andere Songs wieder Kraft geben und zeigen, dass du diese schlimme Zeit überleben wirst: z. B. Gloria Gaynor – I will Survive / Cher – Strong Enough / Destinys Child – Survivor oder auch Siw Malmquist – Liebeskummer lohnt sich nicht, My Darling, ein Schlager aus den 1960er Jahren.

Bitte deine beste Freundin, auf dich aufzupassen! Gerade in der Anfangsphase, wenn die Sehnsucht nach der geliebten Person wahnsinnig groß ist, läufst du Gefahr, diesem Jungen oder Mädchen zahllose Nachrichten zu schreiben oder ihn/sie immer wieder anzurufen. Möglicherweise möchtest du alles daran setzten, den Geliebten oder die Geliebte zurückzugewinnen. So verständlich dieser Wunsch ist (er ist ja sogar biochemisch nachvollziehbar, wie wir wissen!), so wenig wird er von Erfolg gekrönt sein. Denn man kann ja niemanden dazu überreden, erneut Gefühle für dich zu entwickeln. Zudem ist es immer eine schlechte Basis für eine gleichberechtigte Beziehung, wenn der andere Part überzeugt werden muss, dass man es wert ist, geliebt zu werden. Obwohl dir das wahrscheinlich alles selbst völlig klar ist, kann es sein, dass du, wenn der Schmerz dich übermannt, es dennoch nicht schaffst, danach zu handeln und doch wieder zum Telefon greifst. Hier brauchst du die Hilfe einer dir nahestehenden Person, zum Beispiel deiner Freundin. Vereinbart, dass du in solchen Momenten stattdessen sie anrufst oder ihr schreibst, damit sie dir in kurzen, klaren Worten sagen kann, warum du das jetzt besser lassen solltest. Sie sollte dir so richtig den Kopf waschen, dich wieder auf den Boden der Tatsachen holen und dir aber gleichzeitig versichern, dass du ein so tolles, wertvolles Mädchen bist, und du niemanden anbetteln musst, dich zu lieben und mit dir zusammen sein zu wollen! Also, kein Stalking, und keine Intrigen! Eine Sache verspreche ich dir hierbei: Die Anfangszeit mag vielleicht hart für dich sein, aber je öfter du es schaffst, keinen Kontakt zu dem Jungen oder dem Mädchen aufzunehmen, desto schneller wirst du gar keinen Wunsch mehr danach verspüren. Nach und nach wirst du ihn/sie und eure Beziehung wieder in einem klareren Licht sehen – und du hast in dieser schwierigen Zeit dir deinen Stolz bewahrt.

Mach dir eine gute Zeit! So schmerzhaft Liebeskummer ist und so sehr vor allem der erste dir in Erinnerung bleiben wird, so wichtig ist es auch, ihn nicht nur als etwas Schlechtes zu sehen. Du wirst daran wieder ein Stück wachsen, stärker werden und um eine Erfahrung reicher sein. Du wirst mehr und mehr erkennen, was du dir für deine nächste Partnerschaft wünschst, was dir darin wirklich wichtig ist und was du auf keinen Fall mehr möchtest. Auch wenn es natürlich alles andere als einfach ist, versuche, deinen Herzschmerz als einen weiteren, wichtigen Entwicklungsschritt in deinem Leben zu sehen.

Und: Unternimm in dieser für dich zweifellos schwierigen Zeit immer wieder schöne Dinge! Auch wenn du sie in diesem Moment womöglich (noch) gar nicht richtig genießen kannst, werden sie langsam, aber sicher wieder Licht in dein Herz bringen. Mach einen Wochenendausflug mit deiner Clique! Plane einen Filmabend mit Popcorn und Nachos auf der Couch bei dir zu Hause! Fahre übers Wochenende zu deinen Großeltern und lass dich rund um die Uhr von ihnen verwöhnen! Wenn du dann in einigen Jahren auf diese Zeit zurückschaust, wirst du wahrscheinlich dann doch ein bisschen lächeln, weil es neben all dem Schmerz eben auch ein paar sehr schöne Momente gab.

Lass dir Zeit! Manchmal glaubt man, gegen Liebeskummer gäbe es ein ganz einfaches Rezept: das gebrochene Herz direkt mit einer neuen Liebe flicken. Leider funktioniert das in den seltensten Fällen, ich behaupte sogar, nie. Erstens, weil es für den Weg aus dem Herzeleid keine Abkürzung gibt – man muss da einfach durch. Ansonsten lauert der Schmerz immer wieder hinter der nächsten Ecke, übermannt einen und lässt einen nie richtig los. Zweitens ist es absolut unfair der Person gegenüber, die dein Herz als Trostpflaster kitten soll. Bitte gib dir deshalb ausreichend Zeit dafür, traurig zu sein und die Beziehung zu verarbeiten. Hierbei ist es übrigens völlig egal, wie lange sie gedauert hat oder ob sie von Außenstehenden als nicht ernsthaft empfunden wurde. Nur dein Gefühl zählt! Übereile nichts, gönne dir Ruhe – dann wird dir dein Herz zeigen, wann es wieder bereit ist, sich ehrlich neu zu verlieben!

HIER BEKOMMST DU INFOS UND HILFE …

Zu sämtlichen Themen **Liebe und Sexualität**:
https://www.loveline.de/

Sexuelle Orientierung:
www.regenbogenportal.de
https://lambda-online.de/
https://www.loveline.de/themen/geschlechter/transgender/

Erster Sex:
https://www.aok.de/pk/magazin/familie/liebe-sexualitaet/alle-wichtigen-infos-rund-ums-erste-mal-sex/

Verhütung:
https://www.familienplanung.de/verhuetung/
https://www.frauenaerzte-im-netz.de/familienplanung-verhuetung/
https://www.profamilia.de/fuer-jugendliche/verhuetung

IN DER MÄDCHENSPRECHSTUNDE

Auch wenn dein Körper manchmal ganz schön verrückt spielt und du das Gefühl hast, er gehört gar nicht zu dir und quält dich – ihr beide seid trotzdem Komplizen und Partner und für immer fest miteinander verbunden. Und genau deshalb ist es so wichtig, dass ihr die allerbesten Freundinnen werdet! Also los geht es auf eine aufregende und spannende Reise.
Wir tauchen gemeinsam in die Tiefen deines Körpers ein und lernen ihn zusammen besser kennen! Und wir finden auch Mittel und Wege, etwas gegen die unschönen Dinge zu machen, die er manchmal anstellt. Damit du am Ende sagen kannst: „Manchmal nervst du mich ganz schön – und trotzdem bist du mega!“

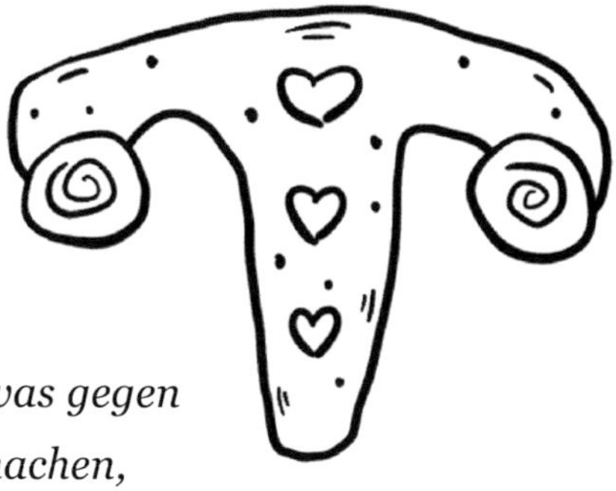

Bevor ich jetzt mit dir in die Mädchensprechstunde einsteige, möchte ich mir zunächst einmal zusammen mit dir dein äußeres Genital, also deine Vulva, anschauen. Das machen wir Frauen nämlich viel zu selten. Wir schauen uns regelmäßig unsere Hände, unsere Füße und unser Gesicht an, haben aber oftmals Scheu davor, ein anderes, sehr wichtiges Körperteil von uns genauer zu betrachten – unsere großartige, wunderschöne Vulva. Hierzu eignet sich übrigens hervorragend ein kleiner Spiegel, den du dir zwischen deine Beine klemmen kannst und mit dem du schließlich freie Sicht auf dieses Wunderwerk hast.

DEINE VULVA

Deine Vulva besteht aus den **kleinen, inneren Vulvalippen ❶** und den **großen, äußeren Vulvalippen ❷**. Über dem **Scheideneingang ❸**, dem Eingang deiner Vagina, liegt deine **Harnröhre ❹**, aus der der Urin kommt. Deine **Klitoris ❺** befindet sich etwas über der Harnröhre. Von außen, zwischen deinen inneren Vulvalippen, ist nur ein kleiner Teil von ihr zu sehen. Diesen Teil nennt man **Kitzler ❺**; er ist sehr empfindlich für Berührungen und ein wichtiges Zentrum der weiblichen Lust. Der restliche Teil deiner Klitoris ragt in deine Scheide hinein und schwillt, ebenso wie dein Kitzler, an, wenn du sexuell erregt bist.

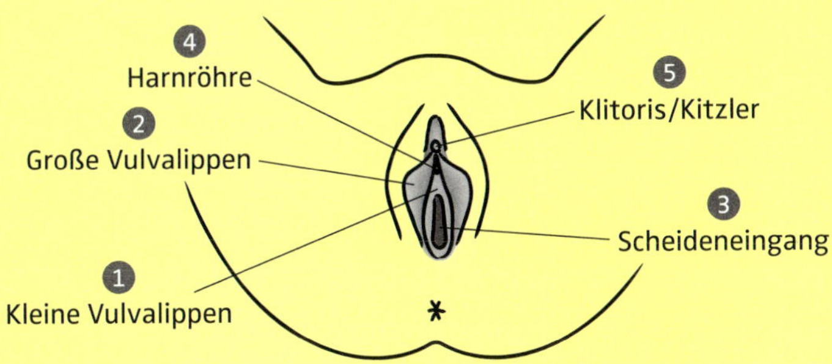

Dein Körper verändert sich

Ich habe ja in den vorangegangenen Kapiteln immer mal wieder über Dinge geschrieben, die gerade in deinem Körper passieren. Im letzten Teil des Buches steht dieses Thema nun absolut im Mittelpunkt.

Dein Körper ist ein Wunderwerk – das ist er immer schon gewesen. Jetzt in der Pubertät verändert er sich noch einmal grundlegend. Das ist großartig! Aber wie bei jeder Veränderung gibt es dabei auch so manche Stolpersteine und Hindernisse. Manchmal scheint euch euer Körper quälen zu wollen: mit Regelblutungen, die sich nicht an die Regeln halten und euch auch noch Schmerzen bereiten, einem Gesicht, das wegen der Pickel und Mitesser manchmal eher einer Mondlandschaft gleicht, mit schmerzenden Brüsten, die sich scheinbar auch noch verschiedene Körbchengrößen ausgesucht haben. Das alles kann für euch mitunter ganz schön nervig sein und deshalb möchte ich euch auf den folgenden Seiten viele Informationen und Tipps geben, die euch dabei helfen, auf eurem Weg zur erwachsenen Frau an diesen Hindernissen vorbeizukurven und über die Stolpersteine hinwegzuhüpfen.

Alles über deine Periode

Fangen wir direkt mit dem wohl auffälligsten Hindernis während der Pubertät an: Deiner Periode.

Völlig egal, wie du sie nennen magst, deine Regel kann manchmal ganz schön nervig sein. Möglicherweise ist sie (noch) so unregelmäßig, dass du nie weißt, wann genau sie kommt oder sie ist so stark und schmerzhaft, dass du währenddessen völlig ausgeknockt bist.

DIE „SACHE“ MIT DEN VIELEN NAMEN

Für die immer wiederkehrende Blutung einer Frau gibt es viele Bezeichnungen: Menstruation, Periode, Regel, Monatsblutung, Tage. Es sind aber auch zahllose andere und oft sehr lustige Namen im Umlauf, wie Rote Zora, Bloody Mary, Besuch von der roten Frieda, die rote Karte oder rote Welle, und weil das Ganze ungefähr eine Woche dauert – Erdbeer- oder Ketchup-Woche oder gar Los Wochos.

Der Grund dafür, dass die Regel häufig nicht beim Namen genannt wird: auch im 21. Jahrhundert ist es für viele immer noch ein schambelastetes Tabuthema. Vielen Frauen ist ein Gespräch über das Thema „Periode“ unangenehm, beim Kauf von Monatshygiene fühlen sie sich unwohl und selbst in der Schule erfahren die Teenager, die ja gerade mitten in ihrer Pubertät stecken, herzlich wenig über Menstruation und weiblichen Zyklus. Das finde ich erschreckend und ich wünsche mir sehr, dass sich das für euch Mädchen der nächsten Generation endlich grundlegend ändert! Denn die Menstruationsblutung ist das natürlichste der Welt. Sie ist wichtiger Bestandteil des weiblichen Zyklus und ohne diesen wäre die Fortpflanzung der Menschen überhaupt nicht möglich. Also Schluss mit dieser leidigen Menstruationsscham und raus mit dem Stolz der roten Zora!

Bevor wir zu den Beschwerden kommen, die die Periode häufig auslöst, lass uns erst einmal betrachten, was da eigentlich in deinem Körper vor sich geht. Ich hatte ja schon am Anfang des Buches geschrieben, dass die Mädchen mittlerweile immer jünger sind, wenn sie anfangen, zu bluten. Im Durchschnitt nämlich 12,5 Jahre. Das hat viele Gründe und mit den Einzelheiten möchte ich dich jetzt gar nicht langweilen. Jedes Mädchen erlebt es natürlich ganz unterschiedlich, zum ersten Mal seine Tage zu bekommen. Das liegt auch daran, ob und wie es vorher darauf vorbereitet wurde. Möglicherweise wurde die Periode sehnlichst erwartet, weil bereits alle Freundinnen einmal im Monat „Besuch von Tante Rosa“ (noch so ein Tarnname) bekommen. Es ist aber genauso gut möglich, dass du zunächst einen Riesenschreck bekommst, wenn du Blut in deinem Slip entdeckst. Vielleicht weißt du gar nicht, was das ist und befürchtest, ernsthaft krank zu sein, weil deine Eltern irgendwie noch nie mit dir darüber gesprochen und dich vorgewarnt haben. Oder du hast zwar schon gehört, dass da irgendwann einmal diese regelmäßige Blutung einsetzen wird, aber sie kommt gefühlt viel zu früh und auch keines der Mädchen aus der Clique hat schon angefangen zu bluten.

Deine erste Menstruationsblutung

Falls du also deine Periode noch nicht bekommen hast, kannst du dich jetzt dafür „wappnen“ und dich schon mal darauf vorbereiten. Packe dir ein kleines Etui oder Mäppchen, lege dort eine Slipeinlage und eine Binde rein. So bist du bestens vorbereitet, wenn du das erste Mal spürst, dass aus deiner Scheide Blut kommt. Keine Angst: Anfangs ist es meist nur ganz, ganz wenig Blut; vielleicht bemerkst du es nur beim Abwischen auf der Toilette und ansonsten gar nicht. Gerade am Anfang reicht dann eine dünne Slipeinlage völlig aus. Das Etui kannst du in deine Schultasche oder in den Rucksack packen, den du dabeihast, wenn du unterwegs bist. Häufig macht sich die erste Menstruationsblutung übrigens schon einige Zeit vorher bemerkbar. Viele junge Mädchen spüren immer mal wieder ein Ziehen im Unterleib und außerdem „etwas Weißes“ in ihrer Unterhose. Das ist der sogenannte „Weißfluss“, quasi der Vorbote der ersten Periode.

Mir ist es wichtig, dass du verstehst, was in deinem Körper vorgeht. Denn Dinge, die man versteht, sind nicht mehr ganz so unheimlich und man kann letztendlich besser mit ihnen umgehen. Deshalb möchte ich mir nun einmal gemeinsam mit dir anschauen, was genau während deines Zyklus und deiner Periodenblutung passiert.

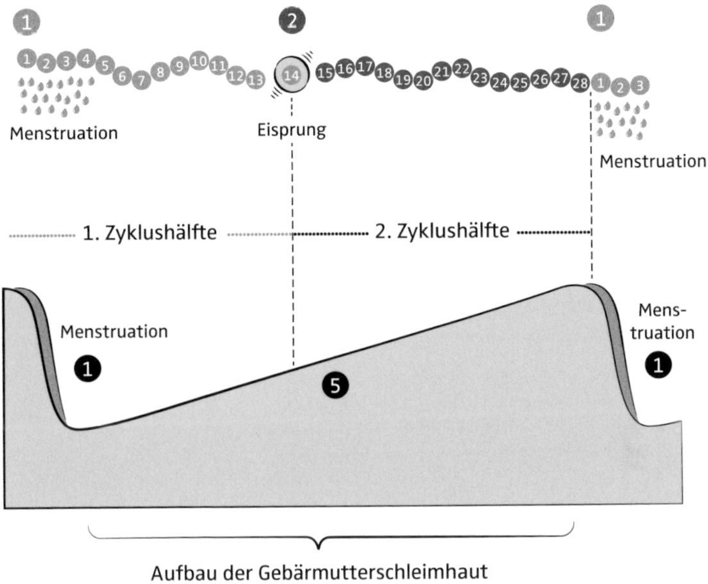

Eins gleich vorneweg: Dein **Zyklus** (Schaubild oben) ist nicht gleichbedeutend mit deiner Menstruation ❶, sondern beschreibt die gesamte Zeit von Beginn deiner Blutung bis zum Beginn der nächsten. Das sind etwa 28 Tage. Das ist allerdings nur eine ungefähre Zahl. Der „Monats"-Zyklus kann auch ein paar Tage länger sein oder eben auch kürzer. Dein erster Zyklustag ist also der erste Tag deiner Periode/Menstruation ❶, der letzte Zyklustag der letzte Tag vor deiner Periode. In der ersten Zyklushälfte reift in deinem Eierstock eine Eizelle heran. In der Mitte des Zyklus, also etwa am 14. Tag, kommt es zum Eisprung, auch „Ovulation" genannt. ❷

Danach kann es zur **Befruchtung der Eizelle** kommen (Schaubild nächste Seite): Beim Eisprung ❷ wird die Eizelle aus dem Eierstock freigesetzt und wandert durch den Eileiter ❸ in Richtung Gebärmutter ❹. Die Gebärmutterschleimhaut ❺ hat sich seit der letzten Periodenblutung aufgebaut und ist jetzt ganz weich und „gemütlich".

Kommt es in den Tagen rund um den Eisprung zu ungeschütztem Geschlechtsverkehr, können die in der männlichen Samenflüssigkeit enthaltenen Spermien die Eizelle befruchten ❻. Die befruchtete Eizelle nistet sich dann in der Gebärmutterschleimhaut ein ❺. So beginnt eine Schwangerschaft und die Periodenblutung bleibt daraufhin aus.

Wird das Ei allerdings nicht befruchtet, beginnt die aufgebaute Gebärmutterschleimhaut abzubluten (Schaubild oben ❶) und du hast eine weitere Periodenblutung.

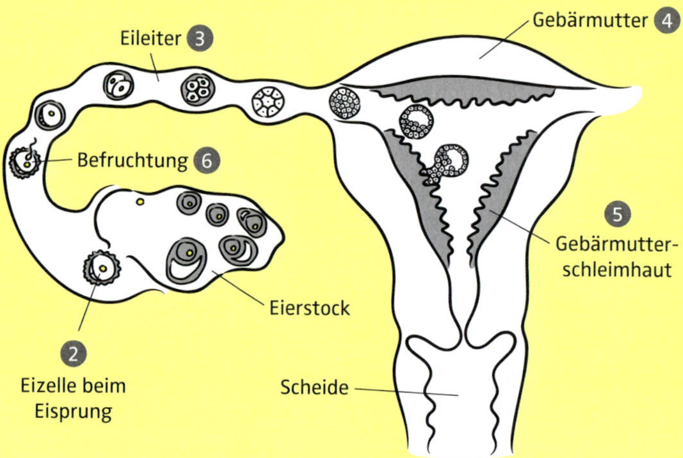

Befruchtung

Die Periode dauert bei jedem Mädchen und jeder Frau ganz unterschiedlich lang. Alles, was zwischen drei und sieben Tagen liegt ist völlig normal. Häufig scheint es so, als ob während der Periode wahnsinnig viel Blut verloren wird. Dieser Eindruck täuscht aber meist. Eine Studie hat gezeigt, dass 69 % aller Menstruierenden die Blutmenge, die sie während ihrer Tage verlieren, überschätzen. Im Durchschnitt sind es letztendlich „nur“ zwischen 20 ml (das sind gerade mal 2 Esslöffel voll) und 70 ml pro Menstruationsblutung.

Um einen Überblick darüber zu haben, ob deine Tage regelmäßig kommen, wie stark deine Blutung ist und ob du irgendwelche Beschwerden während deiner Periode hast, kannst du einen Menstruationskalender führen. Mittlerweile gibt es dafür natürlich auch Apps für dein Smartphone. Wenn deine Periode schon einigermaßen regelmäßig ist, kannst du mithilfe eines solchen Kalenders abschätzen, wann du mit der nächsten Blutung rechnen musst. Wenn sie dagegen noch sehr unregelmäßig ist, kannst du dir damit einen Überblick verschaffen, wie oft du insgesamt blutest, ob sich dein Zyklus mit der Zeit einpendelt oder die Abstände eher größer werden. Auch die Blutungsstärke und Beschwerden wie Kopf- und Bauchschmerzen kannst du darin vermerken. Du bist damit auch bestens gerüstet für deinen (ersten) Besuch bei der Frauenärztin, wenn dir dort Fragen zu deinem Zyklus gestellt werden.

	1	2	3	4	5	6	7	8	9	10	11	12	13	14	15	16	17	18	19	20	21	22	23	24	25	26	27	28	29	30	31
Januar																															
Februar																															
März																															
April																															
Mai																															
Juni																															
Juli																															
August																															
September																															
Oktober																															
November																															
Dezember																															

+ schwache Blutung
++ normale Blutung
+++ starke Blutung

° keine Schmerzen
°° mittlere Schmerzen
°°° starke Schmerzen

Z Zwischenblutung
B Brustschmerzen
K Kopfschmerzen

Das hilft dir bei einer unregelmäßigen Periode

Gerade am Anfang ist es völlig normal, dass deine Periode nicht regelmäßig kommt. Gar nicht so selten haben junge Mädchen eine erste, leichte Periodenblutung und dann passiert einige Monate wieder gar nichts mehr. Das ist nicht ungewöhnlich und auch überhaupt nicht besorgniserregend. Dass dein Zyklus in den ersten Jahren noch sehr unregelmäßig sein kann, liegt daran, dass das Hormonsystem, das diese Abläufe steuert, sich noch nicht so richtig eingependelt hat.

HORMONE STEUERN DEINEN KÖRPER

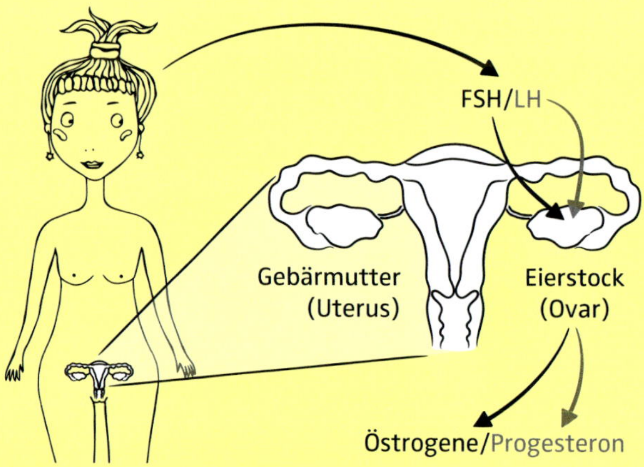

Hormonkreislauf

In deinem Gehirn werden Hormone (LH und FSH) ausgeschüttet, die letztendlich dafür sorgen, dass in deinen Eierstöcken die weiblichen Hormone Östrogen und Progesteron gebildet werden. Diese ineinander verschaltete Hormonkaskade sorgt dafür, dass im Normalfall einmal im Monat eine Eizelle heranreift, du einen Eisprung hast, sich deine Gebärmutterschleimhaut aufbaut und bei einer ausbleibenden Schwangerschaft als Periodenblutung wieder abgestoßen wird.

Diese Hormonkaskade braucht häufig einige Jahre „Übung“, bis bei ihr alles wie geschmiert läuft. Dennoch kannst du, auch wenn dein Zyklus irgendwann einmal einigermaßen regelmäßig ist, immer mal wieder unregelmäßige Phasen haben. Die Hormonkaskade ist nämlich sehr anfällig für äußere Einflüsse und kann deswegen öfters wieder ihr Gleichgewicht verlieren. Keine Sorge, in der Regel gewinnt sie das aber genauso schnell wieder zurück und dein Zyklus läuft wieder rund.

Das können die Gründe für einen *kurzfristig* unregelmäßigen Zyklus sein:

- Stress
- ausgeprägte sportliche Betätigung
- Medikamente
- Gewichtsveränderungen
- Infekte
- Impfungen
- Schlafmangel
- Zeitverschiebung/Jetlag

Hier musst du eigentlich gar nichts machen – außer die Ruhe bewahren. Achte auf einen gesunden Lebensstil, so wenig Stress wie möglich, ausreichend Schlaf und eine gesunde Ernährung. Dein Körper ist keine Maschine, die immer 1A laufen muss. Es ist völlig normal, dass es auch mal ruckelt im Getriebe.

Das können die Gründe für einen *langfristig* sehr unregelmäßigen Zyklus sein:

- Störungen im Hormonhaushalt
- Über-/Untergewicht

Mein Rat: Bleibt dein Zyklus immer sehr unregelmäßig bzw. bekommst du immer wieder über einige Monate hinweg deine Periode nicht, kann eine Störung in deinem Hormonhaushalt die Ursache sein. Hier geht es nicht nur um deine weiblichen Hormone, sondern unter anderem auch um deine männlichen und die deiner Schilddrüse. In diesem Fall solltest du deine Frauenärztin aufsuchen. Eine Blutentnahme mit Bestimmung deiner Hormone bringt hier Klarheit. Ebenso wichtig ist es, dass du in diesem Fall von ärztlicher Seite auch einmal dein Gewicht checken lässt. Wiegst du zu wenig oder zu viel, kann das ebenfalls einen Einfluss auf deine Hormonwerte haben und einen unregelmäßigen Zyklus verursachen.

Das hilft dir bei einer schmerzhaften Periode

Periodenschmerzen können heftig sein. So heftig, dass einmal im Monat an diesen Tagen irgendwie gar nichts mehr geht. Etwa 50 bis 75 % aller jungen Mädchen leiden an Schmerzen, wenn sie menstruieren. Etwa die Hälfte aller Mädchen konnte deshalb schon einmal nicht zur Schule gehen. Und jedes zehnte Mädchen kann sich während ihrer Periode nicht auf die Schule konzentrieren, weil es so weh tut. Regelschmerzen sind also sehr häufig und vielleicht gehörst auch du zu den Mädchen, die hin und wieder oder sogar regelmäßig ein „Date“ mit der Wärmflasche und dem Bett haben.

Auch hier möchte ich, dass du die Ursache dafür verstehst, warum dir deine Periode so weh tun kann. Es klingt zwar komisch, aber dafür gibt es einen einleuchtenden Grund: Deine Gebärmutter zieht sich zusammen, damit die aufgebaute Schleimhaut abgestoßen werden kann. Das kann sich manchmal sogar anfühlen wie Wehen bei einer Geburt. Das Zusammenziehen der Gebärmutter wird durch Botenstoffe, die Prostaglandine, hervorgerufen. Manchmal übertreiben diese es allerdings ein bisschen und deine Gebärmutter krampft und krampft und du wirst fast wahnsinnig vor Schmerzen. Und blöderweise können genau diese Botenstoffe auch noch Kopfschmerzen und Übelkeit auslösen.

Die gute Nachricht: Du bist dem Ganzen nicht hilflos ausgeliefert! Es gibt ganz einfache und wirksame Erste-Hilfe-Maßnahmen, die dir durch diese Tage helfen können.

Wärme! Die gute alte Wärmflasche hat dir sicherlich schon das ein oder andere Mal gute Dienste geleistet. Und ihre Wirkung ist auch medizinisch erklärbar: Die Gebärmutter, die unter anderem aus Muskulatur besteht, entspannt sich und die Durchblutung wird gesteigert. Auch ein warmes Bad kann dir gegen deine Schmerzen helfen.

Bewegung! Es kann gut sein, dass du überhaupt keine Lust auf Sport hast, wenn du schmerzgeplagt bist. Aber: Körperliche Bewegung ist ein guter Schmerzkiller! Denn dabei werden Glückshormone ausgeschüttet, die Durchblutung läuft auf Hochtouren, wodurch die schmerzauslösenden Botenstoffe schneller abtransportiert werden, und du fühlst dich gleich besser! Aber keine Angst, du musst deswegen keinen Sprint hinlegen, es reicht schon ein Spaziergang oder ein Ausflug mit dem Fahrrad. Alternativen gefällig? Wie wäre es mit Yoga oder Bauchtanz!

ENTSPANNUNGSÜBUNG GEGEN REGELSCHMERZEN

Diese gezielte Entspannungsübung kann bei Regelschmerzen Wunder wirken. Lege dich dafür auf den Rücken und deine Hände auf den Unterbauch. Wenn du möchtest, kannst du auch eine Duftlampe anmachen, mit einem Aroma, das du magst. Atme nun tief ein und aus. Spüre, wie sich dein Bauch hebt und senkt. Bleibe so einige Minuten liegen. Deine Hände wärmen den Unterleib und der ganze Körper entspannt sich. Du wirst spüren, wie die Verkrampfung deiner Gebärmutter nach und nach weniger wird.

Magnesium! Vielleicht hast du schon einmal davon gehört, dass Magnesium sehr gut gegen Muskelkrämpfe wirkt. Da sich bei der Periode ja die Muskelschicht der Gebärmutter immer wieder zusammenzieht, ist es eigentlich nur logisch, dass Magnesium auch hier hilft. Lass dich von deinen Eltern unterstützen. Geht gemeinsam in die Apotheke oder den Drogeriemarkt, um ein Magnesium-Präparat zu kaufen, das die richtige Wirkstoffdosis für dich hat. Und dann versuche es! Beginne etwa eine Woche vor deiner Periode mit 300 mg Magnesium pro Tag. Das kannst du etwa bis zum dritten Blutungstag einnehmen. Tritt damit noch keine Besserung ein, kannst du die Dosierung auch auf 600 bis 800 mg pro Tag erhöhen.

Schmerzmittel! Die oben genannten Erste-Hilfe-Maßnahmen helfen vor allem bei leichten oder mittelstarken Periodenschmerzen. Sind die Schmerzen allerdings sehr stark, ist es manchmal nötig, ein Schmerzmittel einzunehmen. Es gibt einige Präparate, die speziell bei Schmerzen während der Regel sehr gut helfen. Das sind zum Beispiel Ibuprofen, Naproxen, Paracetamol und Butylscopolamin (Buscopan®). Lass dich von einem Elternteil in die Apotheke begleiten und dort beraten. Natürlich ist in einem solchen Fall deine Frauenärztin auch immer die richtige Ansprechpartnerin. Sind deine Periodenschmerzen sehr stark und ist dein Leidensdruck jeden Monat sehr groß, wird sie auch die Möglichkeit einer Pilleneinnahme mit dir besprechen. Die Pille ist nämlich nicht nur ein Verhütungsmittel, sondern hilft auch sehr gut bei einer schmerzhaften und starken Regelblutung.

Der Vollständigkeit halber möchte ich hier noch das Krankheitsbild der Endometriose erwähnen. Hier befindet sich Gewebe, das der Gebärmutterschleimhaut ähnelt, außerhalb der Gebärmutter und kann große Beschwerden und sehr schmerzhafte Periodenblutungen verursachen. Zum Glück ist dieses Krankheitsbild bei jungen Mädchen in der Pubertät selten. Dennoch sollte man es immer als mögliche Ursache für eine schmerzhafte Periode im Hinterkopf behalten.

Das hilft dir bei einer starken Periode

Wie bereits oben erwähnt, neigen Mädchen und Frauen häufig dazu, die Blutmenge, die sie monatlich verlieren, etwas zu überschätzen. Oft kommt es ihnen so vor, als würden sie eine beachtliche Menge Blut verlieren – letztendlich ist es aber gar nicht so viel. Du kannst davon ausgehen, dass dein Blutverlust während deiner Periode in etwa einer halben Kaffeetasse entsprechen kann. Wieviel Blut du tatsächlich verlierst, ist natürlich sehr schwer zu überprüfen, schließlich werden die meisten Menstruationsartikel ja direkt nach ihrem Gebrauch in den Mülleimer geworfen. Deswegen hier ein Tipp, mit dem du kontrollieren kannst, ob du zu stark blutest: Wenn du deinen Tampon oder deine Binde nicht alle zwei Stunden wechseln musst, weil sie sonst überlaufen, dann ist alles völlig in Ordnung!

Und wenn es mehr ist? Dann solltest du deine Frauenärztin aufsuchen. Sie kann schauen, welche Ursachen deine übermäßig starke Menstruationsblutung hat. Sie wird dir dafür verschiedene Fragen zu deinem Zyklus und deiner Periode stellen, vermutlich eine Ultraschalluntersuchung machen und dir vielleicht auch Blut abnehmen. Mögliche Ursachen für eine sehr starke Periode können sein:

- Blutgerinnungsstörungen
- Hormonstörung
- Veränderungen an den inneren Geschlechtsorganen

Ganz wichtig: Wenn du den Eindruck hast, dass deine Periodenblutung über einen längeren Zeitraum sehr stark war, dann sollten auch dein roter Blutfarbstoff, das Hämoglobin, und deine Eisenwerte im Blut kontrolliert werden. Es ist nämlich möglich, dass diese durch den Blutverlust erniedrigt sind, was dazu führt, dass du dich sehr müde und schlapp fühlst. Aber keine Sorge, es ist ganz einfach, in so einem Fall deine Speicher mit einem pflanzlichen Mittel, dem sogenannten Kräuterblut, oder einem Eisenpräparat wieder aufzufüllen!

Diese Menstruationsartikel gibt es für dich

Nun möchte ich mir gemeinsam mit dir verschiedene Menstruationsartikel anschauen. Davon gibt es nämlich mittlerweile so einige! Doch leider ist es auch hier genauso wie bei Gesprächen über die Monatsblutung: viele Frauen und Mädchen fühlen sich beim Kauf unwohl oder schämen sich gar. Traurig, dass es heutzutage immer noch so ist! Und dieses Phänomen ist weltweit anzutreffen, sodass es mit dem Begriff *Period shaming* sogar eine international verbreitete Bezeichnung dafür gibt. Auch hier setze ich wieder meine ganze Hoffnung auf euch junge, starke Mädchen und dass ihr es endlich schafft, dieser Menstruationsscham ein Ende zu setzen!

Wichtig ist, dass du dir von niemandem sagen lässt, welcher Monatshygieneartikel für dich der richtige ist. Du musst dich auch nicht nur für einen entscheiden! Probiere einfach aus, womit du am besten zurechtkommst und benutze den Artikel, der sich für dich gut anfühlt. Das kann auch von Tag zu Tag deiner Periode ein anderer sein. Oder mehrere miteinander kombiniert!

Slipeinlagen und Binden

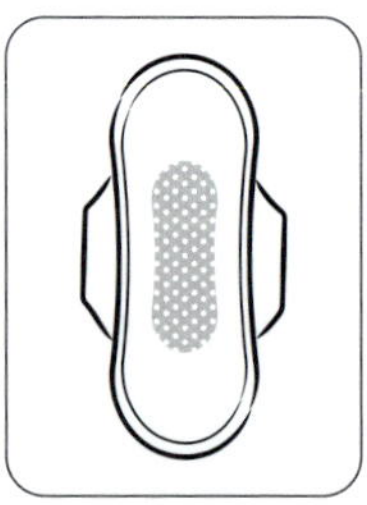

Gerade am Anfang, wenn deine Periodenblutung noch sehr schwach ist, eignen sich dünne Slipeinlagen sehr gut. Sie haben an der Unterseite meist einen Klebestreifen, so verrutschen sie nicht in deiner Unterhose. Sobald deine Blutung stärker wird, kannst du auf Binden umsteigen. Die sind dicker und es gibt sie in verschiedenen Längen, mit und ohne Seitenflügel und in unterschiedlichen Saugstärken. Glücklicherweise ist es mittlerweile möglich, auf Binden zurückzugreifen, die aus nachhaltigen und somit umweltschonenden Materialien hergestellt werden, wie zum Beispiel Biobaumwolle. Schließlich fällt während so einer Periodenblutung ein ganzer Haufen Müll an.

Bitte achte beim Slipeinlagen- oder Bindenkauf darauf, dass du parfümfreie Artikel auswählst. Parfümierte Artikel können nämlich der gesunden Scheidenflora schaden und so Infektionen begünstigen. Die Binde solltest du wechseln, wenn sie vollgelaufen ist.

Tampons

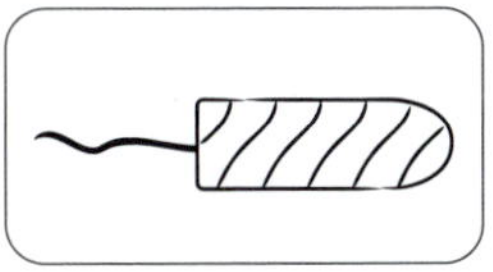

Manchmal brauchen junge Mädchen ein bisschen Zeit, bis sie sich an Tampons herantrauen. Das ist völlig logisch, schließlich kann es durchaus Überwindung kosten, sich in die Scheide zu fassen und dann auch noch einen Menstruationsartikel einzuführen. Lass dir bitte Zeit dafür – du allein entscheidest, ob und wann du das erste Mal einen Tampon verwenden möchtest. Viele Mädchen bevorzugen Tampons, z. B. wenn sie Sport machen oder schwimmen gehen. Das Blut wird direkt in der Vagina aufgenommen und es läuft nichts heraus. Auch Tampons gibt es in verschiedenen Größen und Saugstärken. Gerade am Anfang macht es Sinn, wenn du mit einer kleinen Größe beginnst. Vielleicht fällt es dir bei den ersten Malen leichter, wenn du dich auf dein Bett legst, um das Einführen zu üben. Winkele dabei deine Beine an, lasse sie etwas nach außen fallen und versuche, dich zu entspannen. Bitte verwende keine Cremes oder Ähnliches um den Tampon leichter einführen zu können. Dadurch verringerst du nämlich die Saugfähigkeit. Du kannst beim Einführen in deine Scheide übrigens nichts verletzen; bitte mach dir keine Sorgen deswegen. Auch wenn du noch keinen Sex hattest, kannst du problemlos Tampons benutzen. Das Jungfernhäutchen wird dadurch nicht zerstört.

Ein Tampon sollte nicht länger als acht Stunden getragen werden. Gerade in den ersten, meist stärkeren Periodentagen wirst du es aber sowieso öfter wechseln müssen, weil es dann vollgesogen ist. Keine Sorge, du entwickelst ganz schnell ein Gefühl dafür, wann der richtige Zeitpunkt dafür ist. Bis du dich mit dem Umgang sicherer fühlst, kannst du vorsichtshalber zusätzlich noch eine Slipeinlage oder dünne Binde tragen. Wichtig ist jedoch auch, dass du den Tampon nicht zu oft wechselst, da deine Scheide sonst sehr trocken und gereizt werden kann.

Menstruationstasse

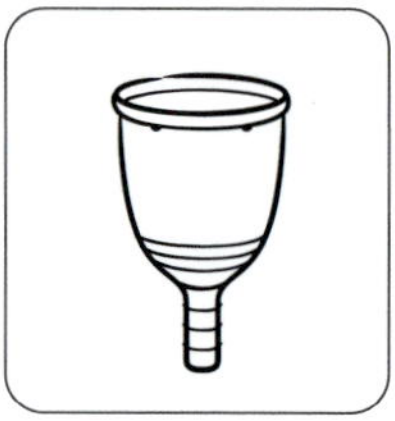

Die Menstruationstasse wird von immer mehr jungen Mädchen gehypt; schließlich bietet sie eine sehr kostengünstige und nachhaltige Form der Menstruationshygiene. Die Tasse besteht aus medizinischem Silikon. Es gibt sie in verschiedenen Formen und Größen. Genauso wie bei Tampons braucht es zunächst ein wenig Übung, bis das Einsetzen quasi wie im Schlaf klappt. Dazu wird die Tasse mit den Fingern etwas zusammengedrückt, in die Scheide eingeführt und in Position gebracht. Durch einen gewissen Unterdruck bleibt sie schließlich an Ort und Stelle und das Menstruationsblut kann sich nun darin sammeln. Weil sie sich in deiner Scheide festsaugt, kann es anfangs etwas schwierig sein, sie wieder herauszuholen. Aber keine Angst: Mit etwas Übung bist du bald ein absoluter Profi! Wenn du Fragen dazu hast, kannst du natürlich auch immer deine Frauenärztin ansprechen! In den ersten Tagen deiner Periode musst du die Tasse wahrscheinlich öfter leeren und vor dem Wiedereinsetzen gut mit warmem Wasser abspülen. Du solltest sie übrigens nicht länger als acht Stunden, keinesfalls länger als 12 Stunden in deiner Scheide lassen. Am Ende deiner Periode ist es wichtig, dass du sie einmal mit Wasser auskochst, damit sie von Keimen befreit wird und du sie bei deiner nächsten Blutung wieder benutzen kannst.

Menstruationsschwämmchen

Wenn du mit der Menstruationstasse nicht so gut zurechtkommst, aber trotzdem nachhaltige Monatshygieneprodukte verwenden willst,

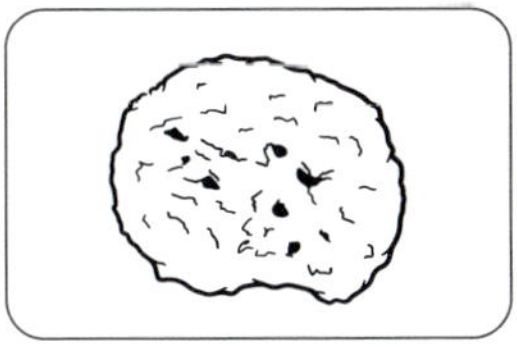

die nicht jedes Mal weggeworfen werden, kannst du es auch mal mit dem Menstruationsschwamm, auch Soft-Tampon genannt, versuchen. Er besteht aus natürlichem Material, das auf dem Meeresboden wächst, ist plastik- und schadstofffrei, und kann mehrfach verwendet werden. Und vor allem ist er weich und deshalb sehr angenehm zu tragen. Genau wie beim Tampon und der Menstruationstasse musst du das Einsetzen ein bisschen üben. Je nach Stärke der Blutung solltest du das vollgesogene Schwämmchen alle 4 bis 8 Stunden wechseln. Auch hier kannst du am Anfang eine „Sicherheits-Binde“ tragen. Das Entfernen aus der Scheide ist etwas schwieriger als beim Tampon, weil es kein Bändchen zum Herausziehen gibt. Aber mit etwas Übung klappt auch das sehr schnell. Dann musst du das Schwämmchen gründlich unter kaltem Wasser ausspülen und kannst es dann gleich wieder einsetzen.

Periodenunterwäsche

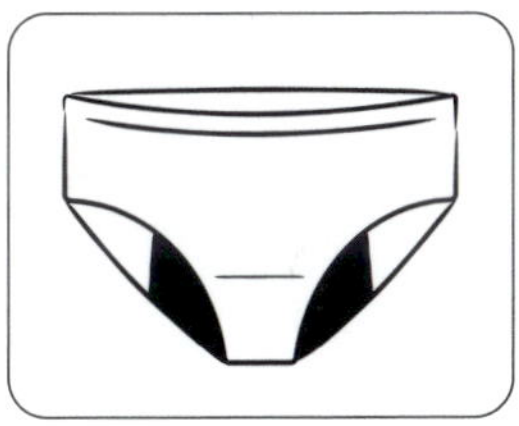

Perioden-was? Ja, Unterwäsche! Das ist ebenfalls eine sehr nachhaltige Möglichkeit, deine monatliche Blutung sicher und bequem zu gestalten. Und eine sehr praktische dazu! Die Unterhosen bestehen aus mehreren Schichten hygienischen und saugstarken Materials. Trotzdem sieht man es ihnen nicht an, wieviel Menstruationsblut sie aufnehmen können. Es gibt sie in verschiedenen Farben, Formen und Saugstärken. Du kannst sie ganz normal in der Waschmaschine waschen und sie halten mehrere Jahre. Viele meiner Patientinnen benutzen die Periodenunterwäsche als alleinigen Hygieneartikel, gar nicht so wenige aber auch als „doppelten Boden“ bei sehr starker Blutung zusammen mit der Menstruationstasse oder einem Tampon.

WUSSTEST DU EIGENTLICH, …?

… was das **Toxic-Schock-Syndrom** ist?

Das ist eine sehr, sehr seltene Erkrankung, die durch Keime auf Menstruationsartikeln, wie Tampon und Menstruationstasse, hervorgerufen wird. Symptome sind u. a. Fieber, Schüttelfrost, Kopfschmerzen und ein typischer Hautausschlag. Das Risiko daran zu erkranken ist allerdings sehr gering und du solltest aus Angst davor auf keinen Fall darauf verzichten, Menstruationsartikel zu verwenden, die in die Scheide eingeführt werden. Grundsätzlich ist es allerdings wichtig, vorbeugend folgende hygienische Maßnahmen zu beachten:

- Vor und nach dem Wechsel von Tampon, Menstruationstasse oder Menstruationsschwamm gut die Hände waschen.
- Tampons nur aus unbeschädigter Verpackung verwenden.
- Menstruationstasse nach der Periode auskochen.
- Tampon nicht länger als acht Stunden tragen; vor dem Schlafengehen einen neuen Tampon einlegen und direkt nach dem Aufstehen wechseln.
- Menstruationstasse nie länger als 12 Stunden in der Scheide belassen, besser schon nach acht Stunden leeren und reinigen.
- Das Menstruationsschwämmchen spätestens nach 8 Stunden entfernen und auswaschen.
- Am letzten Periodentag bitte den letzten Tampon oder die Periodentasse oder das Schwämmchen nicht in der Scheide vergessen! Lieber immer noch einmal überprüfen!

HIER GIBT'S WEITERE INFOS UND HILFE …

Periode
www.erdbeerwoche.com
www.vulvani.com
www.regelschmerzen.de

Verschiedene Menstruationsartikel
https://buy.thefemalecompany.com/
www.mylily.eu

Menstruationstassen
www.me-luna.eu
www.merula.eu

Menstruationsschwämme
https://naturalou.de/
www.kulmine.de

Periodenunterwäsche
www.koramikino.de
www.ooia.de
eu.modibodi.com
(super cool: hier gibt es auch Menstruationsbadeanzüge und -bikinis für Mädchen und Frauen!)

Alles über deine Brust

Die weibliche Brust ist etwas ganz Wunderbares. Nicht nur, dass sie optisch wirklich sehr schön ist, sie ist auch noch in der Lage, ein Baby zu ernähren. Ein wahres Wunderwerk der Natur also! Leider sind sehr viele Frauen mit genau diesem Wunderwerk nicht wirklich zufrieden. Eine internationale Untersuchung hat ergeben, dass 48 % aller Frauen (das ist fast die Hälfte!) gerne eine größere Oberweite hätte, 23 % eine kleinere. Nur jede dritte Frau ist zufrieden mit ihrer Brust. Das heißt: 70 % aller Frauen sind es nicht! Das finde ich natürlich sehr traurig und hoffe deshalb, dass wir in diesem Teil des Buches nun gemeinsam ein Loblied auf die weibliche Brust im Allgemeinen und deine im Besonderen singen werden. Sie ist nämlich wunderschön, einzigartig in ihrer Form und ein Sinnbild für so schöne Dinge wie zum Beispiel Stolz (*„Mit Stolz geschwellter Brust!“*) und Liebe (*„Das Herz in meiner Brust schlägt nur für dich!“*). Höchste Zeit also, dass auch du deine Brust ab sofort mit ganz viel Liebe und Bewunderung betrachtest!

Die Entwicklung deiner Brust

Die weibliche Brust beginnt mit etwa 10,5 Jahren zu wachsen. Aber auch hier gilt natürlich, dass jedes Mädchen anders ist und auch die Brustentwicklung immer ganz unterschiedlich verläuft. Das heißt nicht nur, dass sie bei dem einen Mädchen früher anfängt zu wachsen und bei dem anderen später, sondern auch, dass die Geschwindigkeit oft ganz unterschiedlich ist. Manche Mädchen haben schon recht zügig eine fast komplett entwickelte Brust, an der sich bis zum Ende der Pubertät nur noch wenig verändert. Andere wiederum müssen sehr lange darauf warten, dass die Brust ihre endgültige Größe und Form erreicht.

Zu Beginn deines Brustwachstums wirst du unter deinen Brustwarzen meist einen kleinen Knubbel ertasten können. Das sind die Brustknospen, die sich nun entwickeln. Auch deine Brustwarzen verändern jetzt etwas ihre Farbe und werden langsam dunkler. Das alles geschieht unter dem Einfluss der weiblichen Hormone, die nun unter anderem dafür sorgen, dass du dich äußerlich immer mehr zu einer Frau entwickelst. Das Wachstum deiner Brust wird übrigens abgeschlossen sein, wenn du ungefähr 18 Jahre alt bist.

Es ist gar nicht so einfach für junge Mädchen, ihre Brust von Anfang an zu mögen und wertzuschätzen. Schmerzen, Spannungsgefühl, Größenunterschiede und Dehnungsstreifen können deine Einstellung zu diesem Körperteil ungemein belasten. Umso wichtiger ist es mir, dir hier zu versichern, dass die Entwicklungsschritte deiner Brust zwar holprig und nicht sehr angenehm sein können, sich in der Regel am Ende aber alles fügen, zurechtwachsen und angleichen wird. Deshalb wünsche ich mir, dass du es schaffst, deine Brust immer mit einem liebevollen Auge zu betrachten.

Probleme mit der Brust? – Was dir jetzt helfen kann

Folgende Tipps können dich dabei unterstützen, ein gutes Gefühl für deine Brüste zu entwickeln (auch wenn sie es dir vielleicht gerade nicht einfach machen!).

Schmerzen in der Brust

Das Wachstum deiner Brust kann weh tun; es kann spannen, brennen und auch jucken. Keine Angst, das ist nichts Schlimmes und du brauchst dir deshalb überhaupt keine Sorgen zu machen.

Das kann dir jetzt helfen:
Trage einen BH! Dadurch, dass deine Brust jetzt an Größe zunimmt, wird sie natürlich auch schwerer. Dieses Gewicht kann sehr ungewohnt für dich sein und dir auch Schmerzen bereiten. Ein gutsitzender BH oder ein gut anliegendes Bustier kann dir nun eine große Hilfe sein. Am besten lässt du dich einmal in einem Fachgeschäft für Unterwäsche beraten. Es ist nämlich ganz wichtig, dass du die richtige Größe und Passform trägst.

Du magst weder BH noch Bustier? Kein Problem! Dann solltest du unbedingt Gymnastikübungen machen, die deine Rückenmuskulatur stärken, damit diese problemlos das Gewicht deiner Brust „tragen" kann. Gerade, wenn du eine größere Oberweite hast, empfiehlt sich natürlich auch die Kombination von gutsitzendem BH plus Stärkung der Rückenmuskulatur.

Gegen die Schmerzen des Wachstums hilft auch das sanfte Einreiben der Brust mit Schwarzkümmelöl. Das Öl wirkt schmerzlindernd und abschwellend. Außerdem tut eine Massage immer gut!

Wenn deine Brüste unterschiedlich groß sind

Brüste sind niemals ganz symmetrisch, selbst dann nicht, wenn sie irgendwann einmal voll entwickelt sind. Es wird immer einen gewissen Unterschied bei der Größe und Form geben. Das ist auch bei erwachsenen Frauen völlig normal und in der Regel fällt das niemandem auf. Während deine Brüste noch am Wachsen sind, kann das allerdings anders sein. Manchmal ist dann die eine Brust der anderen ganz schön voraus und diese Differenz ist durchaus erkennbar.

Das kann dir jetzt helfen:
Auch hier gilt: Ruhe bewahren! Dein Körper ist keine Maschine, die sich wie in eine Schablone gepresst an jeder Stelle völlig gleichartig und auch noch gleichzeitig entwickelt. Auch dein rechtes Bein wächst manchmal schneller als dein linkes und umgekehrt. Dennoch ist es natürlich absolut verständlich, dass es dich stört, wenn der Größenunterschied deiner Brüste selbst dann sichtbar ist, wenn du ein locker sitzendes T-Shirt trägst. Hier können geformte Einlagen helfen, die du in jedem Fachgeschäft erhältst. Diese gibt es in verschiedenen Formen und Größen und du kannst sie in deinen BH oder dein Bustier einlegen. Und nur um dich abschließend zu beruhigen: Sollte auch nach Abschluss deines Brustwachstums ein sichtbarer Größenunterschied bestehen bleiben, ist es möglich beide Brüste durch eine Operation anzugleichen.

BRUST-OPS

Egal, ob du nun zu kleine, zu große oder unterschiedlich große Brüste durch eine Operation korrigieren lassen möchtest, einen solchen Eingriff in deinen Körper solltest du wirklich nur in Erwägung ziehen, wenn du sehr darunter leidest. Und ganz wichtig: Erst dann, wenn die Entwicklung deines Körpers abgeschlossen ist und nach ausführlichster Beratung durch eine*n Facharzt*ärztin! Leider redet die Schönheitsindustrie in immer stärkerem Maße Frauen und Mädchen ein, sie hätten irgendwelche körperlichen Makel, die aber „ganz einfach" mit einer Schönheits-OP zu beseitigen wären. Insbesondere Brustvergrößerungen werden da lautstark propagiert mit der Begründung, Frauen würde mit einer größeren Oberweite auf die Männerwelt attraktiver wirken. Und so legen sich viel zu viele auch schon in jungen Jahren auf dem OP-Tisch der Schönheitschirurgen für einen „Kunstbusen" unters Messer.

Etwas anderes ist es mit einer Brustverkleinerung. Wenn Frauen und Mädchen durch das Gewicht ihrer großen Brüste Probleme wie etwa Rückenschmerzen haben, kann es durchaus sinnvoll sein operativ vom Volumen etwas wegzunehmen. Aber auch hier bedarf es natürlich zunächst einer ausführlichen medizinischen Untersuchung und Beratung!

Dehnungsstreifen

Gerade, wenn die Brust einen Wachstumsturbo hinlegt, kann es sein, dass es zu sichtbaren Dehnungsstreifen kommt. Sie entstehen durch die Überdehnung des Bindegewebes und haben meist eine braunrötliche Farbe.

Das kann dir jetzt helfen:
Keine Angst – gerade in jungen Jahren ist das Bindegewebe noch sehr widerstandsfähig und die Streifen verblassen mit der Zeit meist von ganz allein wieder. Unterstützen kannst du das Ganze, indem du

deiner Brust regelmäßig eine wohltuende Massage gönnst. Das fördert die Durchblutung und hilft zusammen mit dem richtigen Öl (z. B. das vorhin erwähnte Schwarzkümmelöl) auch gegen Brustschmerzen. Für das gesamte Bindegewebe (und natürlich auch für deinen ganzen restlichen Körper!) ist es außerdem wichtig, dass du jeden Tag ausreichend Flüssigkeit zu dir nimmst. Es wäre super, wenn du es schaffst, etwa 1,5 Liter am Tag zu trinken!

Unreine Haut auf der Brust

Auch auf deinem Dekolleté, also dem Bereich zwischen deinem Hals und deinen Brüsten, befinden sich Talgdrüsen. Genauso wie der Rest deines Körpers unterliegen sie dem Einfluss von Hormonen, die ja in der Pubertät bekanntlich noch ganz schön Achterbahn fahren. Und so produzieren auch Mädchen nun verstärkt männliche Hormone, die sogenannten Androgene, die in diesen Drüsen die Talgproduktion anregen. Dadurch kommt es vermehrt zu einer fettigen Haut mit Mitessern und Pickeln.

Das kann dir nun helfen:
Vielleicht hast du schon damit begonnen, dein Gesicht morgens und abends zu reinigen. Das solltest du nun auch mit deinem Dekolleté tun. Bitte nimm hierfür eine pH-neutrale und parfümfreie Waschlotion, die deine Haut auf sanfte Art und Weise behandelt. Einmal in der Woche kannst du auch ein Peeling machen, welches die Haut intensiver und tiefgehender reinigt. Danach kannst du eine leichte, nicht fettende Gesichtscreme auftragen.

Bitte drücke nicht an den Pickeln herum, sonst läufst du Gefahr, dass sie sich entzünden. Bei kleinen Entzündungen kannst du vorsichtig etwas Zinksalbe darauf tupfen.

Du solltest auch keine zu enganliegende Kleidung tragen. Gerade Stoffe aus Kunstfaser sorgen dafür, dass sich darunter die Luft und der Schweiß staut, sodass es zu noch stärkeren Hautunreinheiten kommt.

DER WUNSCH NACH MEHR OBERWEITE

All die Fotos, auf denen Frauen tagtäglich ihre schönen Bodys und sexy Oberweiten im Netz präsentieren, lassen vielleicht bei dir – wie bei vielen anderen Mädchen, die „oben herum" noch nicht so viel zeigen können – die Frage aufkommen: Gibt es irgendetwas, das dein Brustwachstum beschleunigt oder deine Brust insgesamt größer werden lässt? Nein, ich muss dich leider enttäuschen, ein derartiges Wundermittel gibt es nicht – egal, was dir Nahrungsergänzungsmittel, Cremes oder Massagetechniken versprechen! Außer einer plastischen Operation (über die ich ja vorhin schon gesprochen habe), gibt es keine Möglichkeit, die Brust nachhaltig zu vergrößern. Auch nicht durch die Pille. Zwar kann die Brust während einer Hormoneinnahme etwas an Fülle zunehmen, diese verschwindet aber wieder, sobald die Pille wieder abgesetzt wird. Und abgesehen davon ist die Pille ein Medikament und sollte nicht als vermeintlich harmloses „Schönheitsmittel" eingenommen werden.

HIER GIBT'S WEITERE INFOS UND HILFE …

zum Thema Brust
https://www.vigozone.de/pubertaet-bei-maedchen/

https://www.frauenaerzte-im-netz.de/koerper-sexualitaet/weibliche-geschlechtsorgane/brust/

https://www.loveline.de/themen/maedchen/mein-koerper/die-brueste/

Finde die richtige Verhütung für dich

Auch auf die Gefahr hin, dass dieses Kapitel etwas ausführlicher wird, ist es mir unglaublich wichtig, dir die verschiedenen Verhütungsmethoden einmal ganz genau vorzustellen. Vor einigen Jahren bekamen fast alle Mädchen einfach ein Pillenrezept in die Hand gedrückt, wenn sie ein Verhütungsmittel gebraucht haben. Häufig wurde auch recht schnell die Pille verschrieben, wenn es Probleme mit unreiner Haut oder Zyklusunregelmäßigkeiten gab. Oftmals gab es keine richtige Aufklärung und oft haben sich die Mädchen mit diesem Problem sehr allein gelassen gefühlt. Das hat sich zum Glück mittlerweile geändert! Auch das Bewusstsein, dass die Pille ein Medikament und kein Lifestyleprodukt ist, hat allgemein zugenommen. Doch so wichtig diese Erkenntnis auch ist, sie hat dazu geführt, dass der Umgang mit dem Verhütungsmittel Nummer Eins heutzutage häufig ins Gegenteil umschlägt: die Pille wird verteufelt. Deswegen möchte ich gleich zu Beginn zwei Dinge klarstellen: Die Pille (und auch jede andere hormonelle Verhütung!) sollte nie leichtfertig und ohne ausführliches Gespräch (evtl. gemeinsam mit einer gynäkologischen Untersuchung) verschrieben werden. Wie bei jedem Medikament besteht auch hier die Gefahr von Risiken und Nebenwirkungen. Eine hormonelle Verhütung ist nicht für jedes Mädchen und nicht für jede Frau geeignet. Aber: Gerade die neuen Pillen (und anderen hormonellen Kontrazeptiva wie Vaginalring oder Verhütungspflaster) sind sehr zuverlässige und sichere Verhütungsmethoden. Sie können auch sehr erfolgreich in der Therapie von Akne, Endometriose oder starken Zyklusbeschwerden eingesetzt werden und haben schon vielen Mädchen und Frauen ihren Leidensdruck genommen. Deswegen ist es auch hier – wie so oft im Leben – ganz wichtig, die Dinge nicht nur schwarz und weiß zu sehen, sondern gegeneinander abzuwägen und nach ausreichender Aufklärung und Überlegung die richtige Entscheidung für sich selbst zu treffen.

Verhütungsmittel im Überblick

Damit du aus der ganzen Palette an Kontrazeptiva (das ist der medizinische Begriff für empfängnisverhütende Mittel, die verhindern, dass du durch einen Geschlechtsverkehr schwanger wirst) das für dich beste Verhütungsmittel auswählen kannst, möchte ich dir nun einige davon vorstellen. Bitte sprich über Einzelheiten aber trotzdem auch noch einmal ausführlich mit deiner Frauenärztin.

WIE ZUVERLÄSSIG SIND VERHÜTUNGSMITTEL?

Wenn es darum geht, wie sicher ein Verhütungsmittel ist, wird meist der sogenannte Pearl Index (PI) genannt. Er beschreibt die Zuverlässigkeit einer Verhütungsmethode. Ganz einfach erklärt: Er besteht aus einer Zahl und je kleiner diese ist, desto sicherer bist du vor einer Schwangerschaft geschützt. Und noch etwas genauer: Um den Pearl Index zu berechnen wird geschaut, wie viele Frauen trotz der Verwendung des betreffenden Verhütungsmittels in einem Jahr schwanger werden. Ein Beispiel: Wenn von 100 Frauen, die mit dem Mittel XY verhüten, in einem Jahr drei schwanger werden, dann beträgt der Pearl Index 3. Ein PI von 0,3 würde angeben, dass von 1000 Frauen in einem Jahr drei schwanger werden. Dieses Verhütungsmittel wäre also sehr viel sicherer.

Kondom

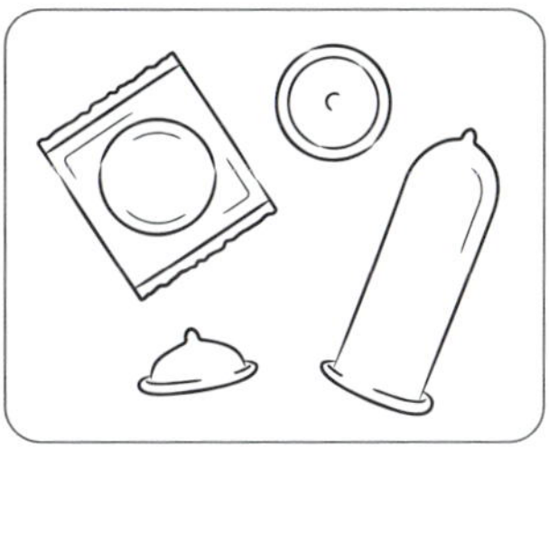

Das Kondom, auch Präservativ genannt (manche Leute sprechen auch von „Präser“, „Verhüterli“, „Pariser“ oder „Lümmeltüte“, nur damit du diese Begriffe auch schon mal gehört hast), zählt zu den sogenannten mechanischen Verhütungsmitteln. Hier muss nichts vorsorglich eingenommen werden, sondern es kommt genau dann zum Einsatz, wenn es gebraucht wird. Es ist eine feine, spermienundurchlässige Gummihaut aus Latex oder einem anderen Material, die beim Mann über den Penis gestülpt wird. Das Sperma kann beim Geschlechtsverkehr dann nicht in die Vagina der Frau fließen, sondern bleibt im Kondom. Am Anfang braucht es allerdings beim Überziehen ein bisschen Übung. Ein großer Vorteil von Kondomen: Sie schützen nicht nur vor einer Schwangerschaft, sondern auch vor Geschlechtskrankheiten.

Vorteile von Kondomen:

- Sie haben keine Nebenwirkungen.
- Sie schützen sowohl vor einer Schwangerschaft, als auch vor Geschlechtskrankheiten.
- Um die Sicherheit zu steigern, also den PI zu senken, können sie mit anderen Verhütungsmitteln, zum Beispiel der Pille oder dem Vaginalring, kombiniert werden. So besteht nicht nur ein sehr sicherer Verhütungsschutz, sondern auch ein Schutz vor Geschlechtskrankheiten.
- Sie kosten nicht viel.
- Man kann sie in fast jedem Supermarkt oder Drogeriemarkt kaufen; an manchen Orten gibt es sogar Verkaufsautomaten, an denen man Kondompackungen ziehen kann.

Nachteile:

- Es gibt eine sehr große Spannbreite beim Pearl Index (2–12), da die Sicherheit sehr stark davon abhängt, wie geübt die Person ist, die das Kondom verwendet.
- Die Zuverlässigkeit ist auch von der richtigen Größe abhängig, ein zu großes Kondom kann leicht vom Penis abrutschen, ein zu kleines kann leichter reißen.
- Kondome können leicht beschädigt werden und sind dann nicht mehr sicher, weil Sperma austreten kann

Pille

Die Antibabypille ist ein hormonelles Verhütungsmittel und muss regelmäßig von dem Mädchen oder der Frau eingenommen werden, damit sie sicher wirkt. Die darin enthaltenen Hormone greifen in den natürlichen Hormonhaushalt ein. Die einzelnen Pillen sind in einem sogenannten Blister unter einer durchsichtigen Kunststofffolie verpackt. Auf der Vorder- oder Rückseite der Verpackung sind die Wochentage aufgedruckt, sodass du sofort erkennen kannst, ob du die Pille an einem bestimmten Tag schon genommen hast.

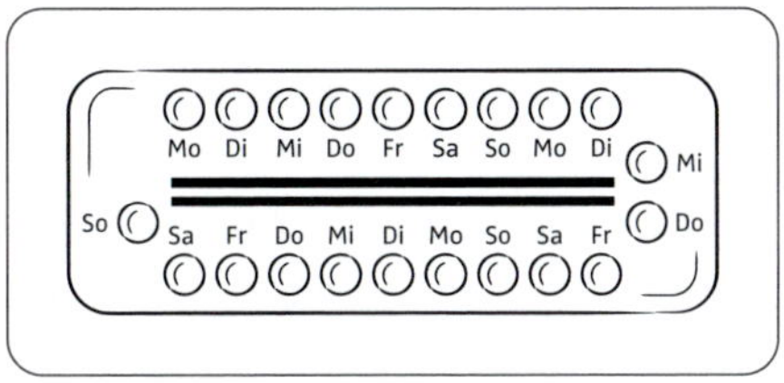

Wie jedes Medikament kann auch die Pille Nebenwirkungen haben. Man unterscheidet zwei verschiedene Pillentypen: Die Kombinationspille, bestehend aus zwei Hormonarten (Östrogene und Gestagene), und die Gestagenpille (nur Gestagen). Ich möchte hier beide Pillenarten getrennt voneinander besprechen, weil sie sich darin unterscheiden wie sie wirken, wie sie eingenommen werden müssen und welche Risiken und Nebenwirkungen sie haben.

Kombinationspille

Diese Pille enthält Östrogen und Gestagen, zwei Hormone, die für den Ablauf des weiblichen Zyklus verantwortlich sind. Sie hat mehrere Wirkungsmechanismen und verhindert dadurch an unterschiedlichen Stellen eine mögliche Schwangerschaft: Sie unterbindet den Eisprung, weswegen es kein reifes Ei gibt, das aus dem Eierstock Richtung Gebärmutter wandert, um unterwegs die Bekanntschaft mit einem Spermium zu machen. Außerdem stört sie den Aufbau der Gebärmutterschleimhaut, so dass ein solches Ei im Falle einer Befruchtung gar nicht erst auf die Idee kommt, es sich in der warmen und kuscheligen Schleimhaut so richtig gemütlich zu machen. Und dann verändert sie auch noch den Schleim des Gebärmutterhalses, sodass Spermien ihn nicht mehr so einfach passieren können. Die Kombinationspille ist also ein echtes Multitasking-Talent.

Die Kombinationspille muss in der Regel 21 Tage eingenommen werden. Anschließend folgt eine 7-tägige Einnahmepause, in der die Periode eintritt. Mittlerweile gibt es auch Präparate mit einer 24tägigen Einnahme und einer 4tägigen Pause, damit die Periode besonders kurz ist. Oder eine 21tägige gefolgt von der 7tägigen Einnahme eines Placebos (Pille ohne Wirkstoff), damit einfach jeden Tag eine Pille eingenommen wird, ohne auf eine Pause achten zu müssen. Dadurch wird das Risiko gesenkt, dass die Pille falsch eingenommen wird.

Vorteile der Kombipille:

- Sie ist sehr sicher (Pearl Index 0,1-0,9).
- Der Zyklus wird regelmäßiger.
- Die Periodenblutung wird weniger schmerzhaft.
- Je nach Pillenzusammensetzung kann sie einen positiven Effekt auf Haut und Haare haben (weniger Hautunreinheiten und fettige Haare).

Nachteile:

- Sie kann besonders am Anfang der Einnahme Nebenwirkungen haben (Stimmungsschwankungen, Kopfschmerzen, Übelkeit, Blutungsstörungen etc.).
- Die Einnahme muss sehr zuverlässig erfolgen, denn wenn eine Pille vergessen wird, kann es einen Eisprung geben und durch die Befruchtung des Eis eine Schwangerschaft eintreten.
- Ist nicht für jedes Mädchen geeignet, da die Kombinationspille das Risiko für ein mitunter lebensgefährliches Blutgerinnsel (Thrombose/Embolie) oder einen Schlaganfall erhöhen kann (mögliche Risikofaktoren: Blutgerinnungsstörung mit einer erhöhten Neigung zu Blutgerinnseln, häufiges Auftreten von Thrombosen/

Embolien in der Familie, Migräne mit Aura (also mit neurologischen Symptomen, wie z. B. Sehstörungen), Bluthochdruck, Übergewicht, Rauchen).

Gestagenpille

Sie enthält kein Östrogen und ist deshalb besonders für Mädchen und Frauen geeignet, die auf Grund von Risikofaktoren (siehe oben) keine Kombinationspille einnehmen dürfen. Auch stillende Frauen können mit dieser Pille verhüten. Sie verhindert den Aufbau der Gebärmutterschleimhaut und verändert auch den Schleim des Gebärmutterhalses. Je nach Gestagentyp kann auch der Eisprung unterbunden werden.

Die Gestagenpille wird ohne Pause eingenommen, das heißt immer 28 Tage lang. Im Normalfall bleibt die Regelblutung aus oder tritt nur noch ganz schwach auf, wenn die letzten Pillen aus dem Blister eingenommen werden.

Vorteile:

- Sehr sicher (Pearl Index 0,5–3).
- Die Menstruationsblutung bleibt aus bzw. wird deutlich schwächer (gerade für Mädchen mit sehr starken Regelschmerzen und Periodenblutungen hilfreich!).

Nachteile:

- Die Gestagenpille kann genauso wie die Kombinationspille vor allem am Anfang Nebenwirkungen (s. o.) verursachen.
- Gerade am Anfang kann es zu Blutungsstörungen kommen. Manche Mädchen leiden einige Wochen unter einer dauerhaften vaginalen, meist leichten Blutung. Das ist nicht schlimm, kann aber total nervig sein!
- Die Einnahmeregeln sollten sehr genau eingehalten werden.
- Sie kann das Hautbild eher verschlechtern.

Einige Medikamente können den Verhütungsschutz beeinträchtigen. Deshalb ist es ganz wichtig, dass du deiner Frauenärztin sagst, ob du (und wenn ja, welche) Medikamente einnimmst, wenn sie dir die Pille verschreibt. Aber auch eine kurzzeitige Antibiotika-Einnahme kann die Wirkung der Pille beeinträchtigen. Bitte informiere deshalb deine Frauenärztin darüber, wenn du ein Antibiotikum einnehmen musst, damit sie entscheiden kann, ob du nun zusätzlich verhüten solltest.

SO SOLLTEST DU DIE PILLE EINNEHMEN

Verhütungsmittel wie die Pille schützen nur dann zuverlässig vor einer Schwangerschaft, wenn die Einnahme-Regeln genau befolgt werden. Nur dann kann sie über ihre verschiedenen Wirkungsmechanismen eine Schwangerschaft verhindern. Aus diesem Grund erkläre ich dir hier noch einmal genau, wie du die Pille einnehmen musst.

Erste Pilleneinnahme: Wird vorher kein anderes Verhütungsmittel eingenommen, solltest du mit der Pilleneinnahme am 1. Zyklustag, also am 1. Periodentag, beginnen. Dein Verhütungsschutz beginnt mit dem Beginn der Pilleneinnahme. Das heißt, du bist, wenn du die Pille weiter regelmäßig und richtig einnimmst, bereits in diesem Zyklus vor einer Schwangerschaft geschützt.

Uhrzeit: Du solltest die Pille immer etwa zur gleichen Uhrzeit einnehmen. Das ist ganz wichtig, um den sicheren Verhütungsschutz zu gewährleisten. Wenn du die Einnahme einmal nicht pünktlich schaffst, hast du insgesamt 12 Stunden Zeit, sie nachzuholen. Das gilt für die Kombinationspille und auch für alle Gestagenpillen, die das Hormon Desogestrel enthalten (welches Hormon die Pille enthält steht in der Gebrauchsanweisung). Beispiel: Du nimmst die Pille immer um 8 Uhr morgens ein. Am Wochenende schläfst du bei deiner Freundin und hast vergessen, deine Pille mitzunehmen. Du hast jetzt bis 20 Uhr Zeit, sie noch einzunehmen, damit du weiterhin einen Verhütungsschutz hast. Bei Gestagenpillen mit Levonogestrel beträgt das Zeitfenster nur 3 Stunden.

Erbrechen und Durchfall: Wenn du die Pille zur gewohnten Zeit eingenommen hast, dich dann aber innerhalb von vier Stunden erbrichst oder Durchfall hast, musst du noch eine Pille einnehmen, da die Hormone noch nicht in ausreichender Menge von deinem Körper aufgenommen wurden. Für solche Fälle bietet es sich an, einen extra Blister parat zu haben, aus dem du eine Ersatzpille herausnehmen kannst. So kommst du mit dem ursprünglichen Blister und den darauf geschriebenen Tagen nicht durcheinander.

PILLE VERGESSEN? – DAS KANNST DU TUN

Auch wenn du dich noch so sorgfältig an die Einnahmeregeln hältst, kann es schon mal vorkommen, dass du deine Pille nicht zum üblichen Zeitpunkt genommen hast, weil du es vergessen hast oder sie nicht dabeihattest. Was du in diesem Fall machst, erkläre ich dir im Folgenden. Dabei kommt es aber immer darauf an, welche Pille du nimmst und wann dir das passiert ist.

Kombinationspille vergessen? → So gehst du vor:

- Hast du sie in der 1.Woche nach der Pillenpause vergessen, nimm sie bitte trotzdem so bald wie möglich noch ein, auch wenn du dadurch möglicherweise zwei Pillen auf einmal oder zeitlich sehr nah beieinander nehmen musst. Du solltest nun sieben Tage lang zusätzlich verhüten, zum Beispiel mit einem Kondom. Hattest du in den letzten sieben Tagen, bevor du die Pille vergessen hast, Geschlechtsverkehr, wende dich bitte an deine Frauenärztin und besprich mit ihr, ob es notwendig ist, die „Pille danach" zu nehmen (zu dieser „Notfallverhütung" erfährst du weiter hinten mehr).
- Hast du deine Kombipille in der 2. Woche nach der Pillenpause vergessen, nimm bitte auch hier die vergessene Pille so schnell wie möglich ein. Hast du die Pille in diesem Zyklus regelmäßig genommen und bislang keine vergessen oder verspätet eingenommen, musst du nun keine zusätzliche Verhütungsmethode anwenden.

- Hast du sie in der 3. Woche vergessen, hast du zwei Möglichkeiten: Entweder du nimmst die Pille so schnell wie möglich ein und fängst nach dieser Woche direkt mit der nächsten Pillenpackung an, ohne überhaupt eine Pause zu machen. Oder du ziehst die 7tägige Pillenpause einfach vor. In diesem Fall musst du die vergessene Pille nicht einnehmen und die restlichen Pillen im Blister auch nicht. Nach der Woche Pillenpause kannst du dann mit einer neuen Packung beginnen. Hast du die Pille in den letzten sieben Tagen vor der vergessenen immer regelmäßig genommen, dann musst du jetzt nicht zusätzlich verhüten.

Gestagenpille vergessen → Das solltest du tun:
Auch hier solltest du die vergessene Pille so schnell wie möglich einnehmen. Wenn du in den letzten sieben Tagen Sex hattest, wende dich an deine Frauenärztin und besprich mit ihr, ob du die „Pille danach" einnehmen solltest. Außerdem musst du jetzt in den folgenden sieben Tagen zusätzlich verhüten.

Vaginalring

Hierbei handelt es sich um einen dünnen, flexiblen Ring aus medizinischem Kunststoff, der etwa einen Durchmesser von 5 cm hat. Um gleich zu Beginn mit einem verbreiteten Irrglauben aufzuräumen: Der Vaginalring ist kein nur lokal wirkendes Verhütungsmittel. Die darin enthaltenden Hormone – Östrogene und Gestagene – wirken, wenn sie freigesetzt werden, nicht nur in deiner Scheide, sondern in deinem ganzen Körper. Letztendlich ist die Wirkungsweise also in etwa die gleiche, wie die der Kombinationspille. Das bedeutet auch, dass der Vaginalring ungefähr die gleichen Risiken und Nebenwirkungen in sich birgt. In einer Hinsicht unterscheidet er sich jedoch deutlich von der Pille: Du musst nämlich nicht jeden Tag daran denken, ihn einzulegen, sondern eigentlich nur einmal im Monat. Er verbleibt daraufhin drei Wochen, also 21 Tage, in der Scheide und wird dann wieder entfernt. Wie bei der Kombinationspille folgt dann eine 7tägige

Pause, in der die Periode einsetzt. Danach wird ein neuer Ring in die Scheide gelegt. Sowohl das Einsetzen, als auch das Entfernen machst du alleine zu Hause. Keine Angst, das ist super easy! Im Normalfall spürst du den Ring übrigens nicht und kannst damit problemlos Sport machen, schwimmen gehen und auch Geschlechtsverkehr haben.

Vorteile des Vaginalrings:

- Sehr sicher (Pearl Index 0,65).
- Es muss nicht jeden Tag an die Verwendung gedacht werden, sondern nur zweimal im Monat (beim Einsetzen und Entfernen).
- Auch bei Erbrechen oder Durchfall bleibt der Verhütungsschutz bestehen.
- Der Zyklus wird regelmäßiger.
- Die Periodenblutung wird weniger schmerzhaft.

Nachteile:

- Kann besonders am Anfang der Verwendung Nebenwirkungen haben (Stimmungsschwankungen, Kopfschmerzen, Übelkeit, Blutungsstörungen etc.).
- Nicht für jedes Mädchen geeignet, da das Risiko für Blutgerinnsel (Thrombose/ Embolie) oder einen Schlaganfall erhöht sein kann (mögliche Risikofaktoren: Blutgerinnungsstörung, häufiges Auftreten von Thrombosen/ Embolien in der Familie, Migräne mit Aura (s. o.), Bluthochdruck, Übergewicht, Rauchen).

Verhütungspflaster

Auch das Verhütungspflaster besteht aus einer Hormonkombination und ist deshalb von der Wirkung her vergleichbar mit der Kombinationspille. Es müssen insgesamt drei Pflaster pro Monat auf eine beliebige Stelle des Körpers (außer der Brust!) geklebt werden. Jedes Pflaster verbleibt dort sieben Tage, bis es gewechselt werden muss. Nach drei Wochen machst du wie bei der Kombinationspille eine Woche Pause.

Vorteile des Verhütungspflasters:

- Sehr sicher (Pearl Index 0,9).
- Es muss nicht täglich daran gedacht werden.
- Zyklus wird regelmäßiger.
- Periodenblutung wird weniger schmerzhaft.
- Auch bei Erbrechen oder Durchfall ist der Verhütungsschutz nicht eingeschränkt.

Nachteile:

- Kann besonders am Anfang der Einnahme Nebenwirkungen haben (Stimmungsschwankungen, Kopfschmerzen, Übelkeit, Blutungsstörungen etc.).
- Das Pflaster kann sich von der Haut lösen.
- Nicht für jedes Mädchen geeignet, da wie bei der Kombinationspille das Risiko für Blutgerinnsel (Thrombose/Embolie) oder einen Schlaganfall erhöht sein kann (mögliche Risikofaktoren: Gerinnungsstörung, häufiges Auftreten von Thrombosen/Embolien in der Familie, Migräne mit Aura, Bluthochdruck, Übergewicht, Rauchen).

Spiralen (Hormonspirale/Kupferspirale)

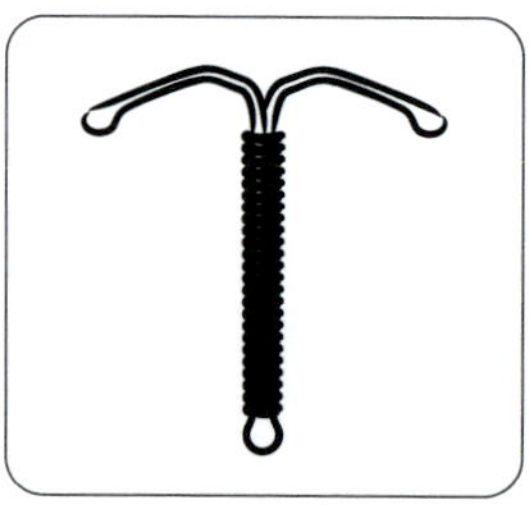

Auch wenn gerade für sehr junge Mädchen eine Spirale nicht unbedingt das Verhütungsmittel erster Wahl ist, möchte ich sie dir hier einmal vorstellen. Mir geht es darum, dass du weißt, welche Möglichkeiten der Verhütung du insgesamt hast. Vielleicht kommt für dich eine Spirale im Moment nicht in Frage, aber möglicherweise in ein paar Jahren. Es gibt übrigens nicht „die eine“ Spirale, sondern im Prinzip zwei Typen: Die Hormon-(Gestagen)spirale und die Kupferspirale. Beide Varianten der Spirale werden durch die Scheide in deine Gebärmutter eingelegt. Das macht deine Frauenärztin in ihrer Praxis und es kann etwas schmerzhaft sein.

Die Spirale bleibt dann für einige Jahre an Ort und Stelle. Letztendlich sind Spiralen also eine langfristige Verhütungsmethode. Falls du mehr über die Spirale wissen möchtest, sprich bitte einmal ausführlich mit deiner Ärztin. Sie kann gemeinsam mit dir entscheiden, ob und wann eine solche Art der Verhütung für dich in Frage kommt. Und wie sicher sind nun solche Spiralen? Der PI der Hormonspirale liegt bei 0,16, der der Kupferspirale zwischen 0,3 und 0,8.

Verhütungsstäbchen

Das Verhütungsstäbchen besteht aus weichem, beweglichem Kunststoff und wird von deiner Frauenärztin mit Hilfe einer Kanüle direkt unter die Haut deines Oberarms gelegt. Dort kann es drei Jahre lang verbleiben. Es ist also auch eine Verhütungsmethode, die auf einen längeren Zeitraum ausgelegt ist. Das Stäbchen ist östrogenfrei und enthält nur Gestagene. Damit ist es von der Wirkungsweise und auch den Nebenwirkungen vergleichbar mit der Gestagenpille. Deshalb empfehle ich meinen Patientinnen in der Regel, erst einmal für ein paar Monate die Gestagenpille auszuprobieren, um zu schauen, ob sie dieses Hormon gut vertragen. Wenn dem so ist, steht dem Einlegen des Verhütungsstäbchens nichts mehr entgegen.

Vorteile:

- Sehr sicher (Pearl Index 0,05).
- Der Zyklus bleibt aus bzw. wird deutlich schwächer (gerade für Mädchen mit sehr starken Periodenblutungen und Regelschmerzen hilfreich!).
- Es muss nicht an die Einnahme gedacht werden.
- Kein verminderter Verhütungsschutz durch Erbrechen oder Durchfall.

Nachteile:

- Kann genauso wie die Kombinationspille vor allem am Anfang Nebenwirkungen (s. o.) verursachen.

- Gerade zu Beginn kann es zu Blutungsstörungen wie einer vaginalen Dauerblutung kommen.
- Kann das Hautbild eher verschlechtern.
- Das Einlegen und Entfernen kann schmerzhaft sein.

3-MONATS-SPRITZE

Der Vollständigkeit halber möchte ich auch die 3-Monats-Spritze nicht unerwähnt lassen. Das ist eine Hormonspritze, die Gestagen enthält und die alle drei Monate verabreicht wird. Untersuchungen haben gezeigt, dass bei jungen Mädchen die Knochengesundheit leiden kann, und sie die 3-Monats-Spritze nur in Ausnahmefällen bekommen sollten. Deshalb ist sie kein geeignetes Verhütungsmittel für dich.

Coitus interruptus

Der Coitus inter-hä? Der Coitus interruptus! Das ist – natürlich, wie kann es anders sein – lateinisch und heißt soviel wie „unterbrochener Geschlechtsverkehr" – und damit kannst du dir wahrscheinlich denken, was da passiert. Es ist vermutlich eine der ältesten Verhütungsmethoden der Welt, deshalb jedoch nicht automatisch eine sichere. Hierbei wird der Penis vor dem Höhepunkt aus der Scheide gezogen, damit die männliche Samenflüssigkeit nicht in der Vagina des Mädchens oder der Frau bleibt und es so nicht zu einer Schwangerschaft kommen kann. Das ist aus verschiedenen Gründen ein sehr riskantes Unterfangen und du solltest davon unbedingt Abstand nehmen. Einerseits kann es im Eifer des Gefechts sein, dass der Junge es nicht rechtzeitig schafft, seinen Penis aus deiner Vagina zu ziehen. Andererseits ist es möglich, dass die schon vorher vom Penis abgesonderten „Lusttröpfchen" bereits Spermien enthalten. Der Pearl Index dieser (ich mag es eigentlich gar nicht so nennen!) Verhütungsmethode liegt deshalb auch relativ hoch, nämlich zwischen 4 und 18, das heißt zwischen 4 und 18 von 100 Frauen, die diese Methode ein Jahr lang benutzen, werden schwanger.

Natürliche Familienplanung (NFP)

Gerade Mädchen, die nicht hormonell verhüten möchten, fragen mich immer wieder nach der Methode der „Natürlichen Familienplanung", kurz auch NFP genannt. Hierbei handelt es sich um eine Kombination verschiedener Methoden, mit denen du deine fruchtbaren Tage ermitteln kannst. Diese liegen in der Regel um deinen Eisprung herum. In dieser Zeit kommen dann zusätzliche Verhütungsmethoden, wie zum Beispiel ein Kondom, zum Einsatz.

Eine der Methoden, mit denen du den Zeitpunkt deines Eisprungs ermitteln kannst, ist zum Beispiel das tägliche Messen deiner Körpertemperatur. Nach dem Eisprung erhöht sich diese nämlich um 0,2 bis 0,4 Grad. Dabei sollte auf verschiedene Dinge geachtet werden: die Temperatur sollte immer mit demselben Thermometer gemessen werden und ungefähr zur gleichen Uhrzeit (zum Beispiel morgens nach dem Aufstehen). Achte darauf, dass du vorher ausreichend Schlaf hattest, nicht krank bist und keine Medikamente einnimmst – denn all das kann von sich aus bereits Einfluss auf deine Körpertemperatur ausüben.

Zusätzlich zur Temperaturmessung wird häufig noch der Schleim des Gebärmutterhalses, der Zervixschleim, kontrolliert. Er verändert sich nämlich während deines Zyklus. In der 1.Zyklushälfte ist er zähflüssig, Richtung Eisprung hin wird er dann milchiger und fühlt sich etwas klebrig an. Während des Eisprungs wird er flüssiger und klarer und zieht zwischen den Fingern dünne Fäden.

Übrigens gibt es mittlerweile auch Zykluscomputer, die dir zum Beispiel dabei helfen, deine Körpertemperatur zu messen und dir anzeigen, wann deine fruchtbaren Tage sind. Andere können im Urin einen

Hormonanstieg feststellen, aus dem sich Rückschlüsse auf deinen Eisprung ziehen lassen.

So sehr ich den Wunsch verstehe, auf nicht-hormonelle und natürliche Art und Weise verhüten zu wollen, so heftige „Bauchschmerzen" habe ich, wenn junge Mädchen „nur" mit der NFP verhüten möchten. Voraussetzung für diese Methode ist nämlich, dass dein Zyklus schon sehr regelmäßig ist und du sehr gut mit deinem Körper und seinen Funktionen vertraut bist. Zwei Dinge, bei denen es in der Pubertät häufig (und verständlicherweise!) noch etwas hapert. Das heißt keinesfalls, dass NFP nicht im Laufe der Zeit für dich eine passende Verhütungsmethode werden kann! Richtig angewendet ist sie nämlich eigentlich relativ sicher und hat einen Pearl Index von 0,4 bis 1,8.

Die „Pille danach"

Manchmal passiert es einfach: Es kommt zu ungeschütztem Geschlechtsverkehr. Vielleicht hast du vergessen, deine Pille einzunehmen, vielleicht ist das Kondom gerissen, vielleicht hast du im Eifer des Gefechts einfach nicht an die Verhütung gedacht. Jetzt ist guter Rat teuer, denn natürlich möchtest du nicht schwanger werden. Für genau solche Fälle gibt es die sogenannte „Pille danach (PiDaNa)". Es ist kein dauerhaftes Verhütungsmittel, aber eben eine Notfallverhütung, die sehr sicher und zuverlässig funktioniert. Aktuell gibt es zwei verschiedene Medikamente. Levonogestrel kann bis zu drei Tage nach dem ungeschützten Geschlechtsverkehr eingenommen werden, Ulipristalacetat bis zu fünf Tage danach. Bitte lass dich hier ausführlich in der Apotheke oder von deiner Frauenärztin beraten. Je früher die PiDaNa eingenommen wird, desto sicherer wird eine eventuelle Schwangerschaft vermieden. Dein Zyklus kann sich nach der Einnahme etwas verschieben. Du brauchst übrigens kein Rezept von einem Arzt, um die Pille in der Apotheke zu bekommen. Es ist nur so, dass mit Rezept die Kosten für Frauen unter 22 Jahren von der gesetzlichen Krankenkasse übernommen werden.

So findest du das richtige Verhütungsmittel für dich

Lass dich bitte bei der Wahl eines geeigneten Verhütungsmittels ausführlich von deiner Frauenärztin beraten. Hierbei ist deine Ärztin auf richtige Angaben zu deiner Familien- und Krankheitsgeschichte angewiesen. Nur wenn sie alles weiß, kann sie dir ein Verhütungsmittel empfehlen, davon abraten oder gar erkennen, dass die Verschreibung für dich ein gesundheitliches Risiko darstellen könnte. Ich habe dir deshalb auf der nächsten Seite eine Liste von Fragen zusammengestellt, die du vorher (am besten gemeinsam mit deinen Eltern!) durchgehen kannst. Am besten du kopierst sie aus dem Buch, füllst sie aus und nimmst sie mit, wenn du zu deiner Frauenärztin gehst. So vergisst du nichts und bist bestens vorbereitet!

CHECKLISTE PILLE

- Wann war deine letzte Periodenblutung?

  ___

- Ist deine Periode regelmäßig?

  ___

- Ist deine Periode sehr schmerzhaft? Kannst du deshalb manchmal nicht zur Schule gehen?

  ___

- Wie lange dauert deine Periode? Wie stark ist sie?

  ___

- Wie groß und wie schwer bist du?

  ___

- Hast du irgendeine Grunderkrankung?

  ___

- Leidest du unter einer Blutgerinnungsstörung, bei der gehäuft Blutgerinnsel auftreten?

  ___

- Gibt es in deiner Familie Menschen, die bereits ein Blutgerinnsel (Thrombosen/Embolien) hatten? Wenn ja, wer?

  ___

- Nimmst du regelmäßig Medikamente ein? Wenn ja, welche?

  ___

- Hast du häufig Kopfschmerzen, möglicherweise verbunden mit Sehstörungen und/oder Übelkeit und Erbrechen?

  ____

- Musst du dich häufig übergeben oder hast Durchfall?

  ____

- Rauchst du? Wenn ja, wie viele Zigaretten pro Tag?

  ____

- Hast du einen geregelten Tagesablauf?

  ____

- Schaffst du es, zuverlässig zu sein oder vergisst du Dinge eher häufiger?

  ____

- Gibt es in deiner Familie Krebserkrankungen? Wenn ja, wer und welche?

  ____

HIER GIBT'S WEITERE INFOS UND HILFE …

zum Thema Verhütung
https://www.loveline.de/themen/verhuetung/
https://www.familienplanung.de/verhuetung/
https://www.frauenaerzte-im-netz.de/familienplanung-verhuetung/
https://www.profamilia.de/fuer-jugendliche/verhuetung

„Judith, ich hab da mal eine Frage ...!"

„Tut das erste Mal weh?"

Es gibt kaum etwas, um das sich so viele Mythen ranken, wie um das „erste Mal". Logisch, das ist ja auch ein einschneidendes Erlebnis! Und in diesem Zusammenhang haben viele junge Mädchen die Vorstellung, dass bei ihrem ersten Geschlechtsverkehr das Jungfernhäutchen „durchgestoßen" werden muss, quasi um die Scheide „zu öffnen". Sie befürchten, dass ihnen das weh tun könnte.

WUSSTEST DU EIGENTLICH, ...?

... dass die meisten Geschichten über das **Jungfernhäutchen** totale Ammenmärchen sind? Deshalb möchte ich an dieser Stelle endlich mal mit dem Mythos aufräumen, der sich darum rankt. Leider glauben auch heute immer noch viele Leute, das Jungfernhäutchen sei eine Art Saum, der die Scheide einfasst und verschließt und beim ersten Geschlechtsverkehr reißen muss. In einigen Kulturen, in denen die weibliche Jungfräulichkeit vor der Ehe sehr wichtig ist, ist deshalb das Blut auf dem Bettlaken nach dem ersten Sex quasi der Beweis dafür, dass die Frau noch ein intaktes Jungfernhäutchen hatte und deshalb „rein" war, weil sie vorher noch keinen anderen Geschlechtspartner hatte. Abgesehen davon, dass das natürlich Ausdruck sehr strenger Moralvorstellungen und ein veraltetes Rollenbild der Frau ist, ist das auch keine medizinisch korrekte Vorstellung vom Jungfernhäutchen. Das Hymen (so wird es auch genannt) ist nämlich kein Saum, der durchtrennt werden muss, sondern eher eine Art Schleimhautfalte rings um die Scheide, mit einer ganz unterschiedlich großen Öffnung in der Mitte, durch die jeden Monat das Periodenblut abfließt. Bei manchen Mädchen ist die Schleimhautfalte breiter und die Öffnung so eng, dass sie beim ersten Geschlechtsverkehr einreißt, wodurch es wirklich zu einer Blutung kommen kann.

Theoretisch kann das aber auch beim Sport, einem Unfall und völlig unabhängig vom Sex irgendwann vorher passieren. Bei manchen Mädchen wiederum ist diese Falte sehr flach, die Öffnung etwas größer und der erste Geschlechtsverkehr passiert, ohne dass ein einziger Tropfen Blut vergossen wird. Auch das ist völlig normal und das Mädchen war vorher „Jungfrau".

Das heißt, dass es das erste Mal also gar nicht bluten muss. Und folglich muss das erste Mal auch keinesfalls mit Schmerzen verbunden sein. Nur wenn diese „innere Schleimhautfalte" wie ich das Jungfernhäutchen lieber nennen möchte, sehr breit ist, kann es sein, dass du einen kurzen Stich oder leichten Schmerz fühlst, wenn sie überdehnt wird oder einreißt. Das ist in der Regel aber wirklich nur ein ganz kurzer Moment. Viel häufiger ist das Mädchen jedoch sehr aufgeregt und angespannt. Dadurch verkrampfen sich bei ihr die Muskulatur des Beckenbodens und die Scheide, das Eindringen des Penis wird dadurch erschwert und das kann sich unangenehm für das Mädchen anfühlen. Deshalb ist es ganz wichtig, dass du dich entspannst, dich wohlfühlst, dich nicht unter Druck setzen lässt und du das Tempo bestimmst. Je mehr du loslassen kannst, desto lockerer wird deine Muskulatur, desto feuchter wird deine Scheide und desto einfacher wird der erste Sex.

Zum Schluss noch etwas GANZ Wichtiges: Für die wenigsten jungen Menschen ist das erste Mal wirklich befriedigend. Viele sind erstmal ganz schön enttäuscht. *Das soll es jetzt gewesen sein? Darum machen alle so einen Wind?* Das ist völlig normal! Für schönen, beidseitig befriedigenden Sex braucht es ein wenig Übung. Die wenigsten Paare „funktionieren" auf Anhieb reibungslos miteinander (und das übrigens unabhängig davon, ob sie vorher schon mit anderen Personen Geschlechtsverkehr hatten oder ob es das erste Mal für sie ist!) Deshalb: Lasst euch Zeit, habt Geduld miteinander, probiert euch aus!

HIER GIBT'S WEITERE INFOS UND HILFE ...

zum Thema erster Sex
https://www.aok.de/pk/magazin/familie/liebe-sexualitaet/alle-wichtigen-infos-rund-ums-erste-mal-sex/
https://www.loveline.de/themen/sex/

„Was kann ich gegen unreine Haut tun?"

In deinem Körper werden nun nicht nur vermehrt weibliche, sondern auch männliche Hormone (Androgene) gebildet. Und die sind dafür verantwortlich, wenn deine Haut nun unreiner wird und zu Mitessern, Pickeln, vielleicht sogar zu Akne neigt. Denn die Androgene lassen deine Talgdrüsen nun deutlich produktiver werden und der Talg, den sie herstellen, ist fetthaltig und schafft den idealen Nährboden für Hautunreinheiten und noch mehr. Meine Bitte: Wenn deine Haut nicht nur unrein ist, sondern du wirklich unter Akne leidest, solltest du unbedingt eine Hautärztin aufsuchen. Es ist wichtig, dass hier eine gezielte Behandlung begonnen wird, da es ansonsten zu Entzündungen und auch zu Narbenbildungen kommen kann. In diesem Fall benötigst du womöglich nicht nur ganz spezielle Cremes, sondern eventuell auch eine medikamentöse Behandlung. Auch bestimmte Kombinationspillen können hier zur Anwendung kommen.

Hast du keine Akne, sondern „nur" unreine Haut mit Pickeln und Mitessern, kannst du diese Tipps befolgen:

- Reinige deine Haut morgens und abends mit einem sanften, nichtparfümierten und PH-neutralen Waschgel. Bitte benutze kein zu aggressives Produkt, das den natürlichen Schutzfilm deiner Haut schädigen kann.

- Schminke dich immer ab! Gerade wenn du tagsüber Makeup und/oder Concealer benutzt, ist es ganz wichtig, dass du dich vor dem Schlafengehen abschminkst. Makeup-Produkte können nämlich zusätzlich deine Poren verstopfen. Achte bei der Makeup-Auswahl darauf, dass du Produkte verwendest, die speziell für unreine oder Mischhaut sind.
- Nach dem Reinigen kannst du eine leichte, nicht fettende Gesichtspflege auftragen. Auch hier gibt es spezielle Produkte, die deine Haut vor dem Austrocknen schützen, aber keine Unreinheiten fördern.
- Einmal in der Woche kannst du ein Peeling machen, dass deine Haut porentief reinigt und abgestorbene Hautschüppchen entfernt. Auch danach solltest du eine Gesichtspflege auftragen, damit deine Haut nicht austrocknet.
- Bitte nimm deine Hände aus dem Gesicht! Häufig ist uns gar nicht bewusst, wie oft am Tag wir uns mit den Händen ins Gesicht fassen. Das Problem: Unsere Hände sind wahre Keimschleudern, und die Keime, die du auf deinem Gesicht verteilst, begünstigen die Entstehung von Pickeln und Entzündungen.
- Nicht an den Pickelchen herumdrücken! Manchmal ist es ganz schön schwer, die Finger von ihnen zu lassen. Durch das Herumdrücken kann es jedoch zu Rötungen und Entzündungen kommen und der Abheilungsprozess dauert anschließend noch länger. Höchstens ein reifer Pickel kann nach ausreichendem Händewaschen vorsichtig geöffnet werden.
- Verzichte auf Zucker! Eine ungesunde und sehr zuckerhaltige Ernährung kann das Hautbild verschlechtern. Das heißt natürlich nicht, dass du komplett auf Süßes verzichten musst. Versuche einfach, es in Maßen zu halten und dich überwiegend gesund zu ernähren.

HAUTARZT ONLINE

Wie bereits erwähnt, ist es bei Akne ratsam, eine Hautärztin aufzusuchen. Sie kann dir eine spezielle Therapie verordnen und dir mit Rat und Tat zur Seite stehen. Leider sind die Wartezeiten auf einen Facharzttermin häufig recht lang. Zum Glück gibt es mittlerweile die Telemedizin! Ein Beispiel dafür ist die Hautarzt-App „dermanostic". Hier erhältst du online eine Beratung durch Hautärztinnen und Hautärzte und bekommst per Post, wenn nötig, ein Rezept zu dir nach Hause geschickt.

https://dermanostic.com

„Meine Haare sind so fettig, ich muss sie jeden Tag waschen. Kann ich irgendetwas dagegen machen?"

Auch hier sind sie wieder verantwortlich: die Androgene! Diese pushen nämlich auch die Talgproduktion der Talgdrüsen auf deinem Kopf. Und so kommt es, dass deine Haare bereits kurz nach dem Waschen ganz schnell wieder einen leichten Fettglanz haben. Zu deiner Beruhigung: Das bleibt nicht immer so! Wenn sich deine Hormone eingependelt haben, beruhigt sich auch die Produktivität der Talgdrüsen wieder. Und bis dahin können dir folgende Tipps helfen:

- Wasche deine Haare täglich mit einem milden, leicht entfettenden Shampoo!
- Haarkuren und Pflegespülungen solltest du nur in deine Haarspitzen geben und nicht auf der Kopfhaut verteilen. Diese können zusätzlich rückfettend auf die Kopfhaut und den Haaransatz wirken.
- Vermeide Hitze! Sowohl heißes Wasser, als auch ein heißer Föhn kurbeln die Talgproduktion auf dem Kopf an. Deshalb solltest du darauf achten, nicht zu heiß zu duschen und später die Haare auf mittlerer Stufe zu trocknen.
- Benutze einen grobzinkigen Kamm und keine Bürste! So verteilt sich der Fettfilm nicht komplett auf dem ganzen Haar.

„Ich schwitze so stark und rieche total unangenehm. Hast du irgendeinen Tipp, was da hilft?"

Viele junge Menschen in der Pubertät leiden unter vermehrtem Schwitzen – und zwar Jungen und Mädchen gleichermaßen. Das hat einen einfachen Grund: Durch die Hormonumstellung reagieren die Schweißdrüsen nun besonders empfindlich. Hinzu kommt, dass diese Drüsen sehr sensibel auf sämtliche Gefühlsregungen reagieren. Und gefühlsmäßig ist da ja gerade einiges los bei dir! Es ist also überhaupt nicht verwunderlich, dass dir jetzt manchmal der Schweiß herunterläuft. Schon zu Beginn des Buches haben wir ja erfahren, dass Schweiß eigentlich geruchslos ist und er erst durch den Kontakt mit der Haut anfängt, zu riechen. Das ist zwar interessant, ändert aber natürlich nichts daran, dass du trotzdem nicht vor dich hin müffeln möchtest. Du solltest deshalb einige Dinge beachten:

- Dusche täglich! Nach dem Duschen solltest du aber auf keinen Fall wieder die vollgeschwitzte Kleidung sondern frische anziehen.
- Du kannst zwischendurch immer mal wieder ein Deo benutzen. Im Drogeriemarkt gibt es kleine Roller oder Sprays, die auch in deine Schultasche passen.
- Auch ein schweißhemmendes Antitranspirant kann dir nun helfen! Diese Mittel verengen bzw. verstopfen die Schweißdrüsenausgänge und bewirken so, dass du weniger schwitzt. Du solltest es abends (normalerweise bewegt man sich nachts weniger und schwitzt auch nicht so viel, sodass es in Ruhe einwirken kann) unter den Achseln auftragen, damit es über Nacht wirken kann und du tags darauf dann weniger schwitzt oder besser gesagt weniger transpirierst.
- Achte darauf, dass du atmungsaktive Kleidung trägst! Unter Polyester zum Beispiel staut sich der Schweiß und riecht sehr schnell unangenehm. Besser ist Kleidung mit einem hohen Baumwollanteil, wo die Luft frei zirkulieren kann. Es gibt aber auch Sportkleidung, die so ausgerüstet ist, dass sie nicht so schnell Schweißgeruch annimmt.

- Es kann hilfreich sein, dass du dir nun die Achselhaare entfernst! Und zwar nicht aus ästhetischen Gründen, sondern weil sich der Schweiß in den Härchen sammeln und so vermehrt riechen kann.
- Gerade weil du nun mehr schwitzt, solltest du unbedingt darauf achten, deinen Körper ausreichend mit Flüssigkeit zu versorgen! Versuche bitte, mindestens 1,5 Liter Wasser oder ungesüßte Getränke pro Tag zu dir zu nehmen.

„Wann sollte ich das erste Mal zu einer Frauenärztin gehen? Ich habe solche Angst vor der Untersuchung!"

Es gibt kein festgelegtes Alter, in dem jedes Mädchen zwangsläufig eine Frauenärztin aufsuchen MUSS. Ich möchte dennoch allen jungen Mädchen dazu raten, mit dem ersten Besuch nicht allzu lange zu warten. Wenn du zum Beispiel gerade deine Periode bekommen hast, ist das ein guter Zeitpunkt, dich auf die Suche nach einer Gynäkologin, so der Fachbegriff, zu machen. Das bedeutet keinesfalls, dass du direkt eine gynäkologische Untersuchung machen lassen sollst. Nein, es geht zunächst einmal nur um das Finden und Kennenlernen einer Ärztin, bei der du dich wohlfühlst! Im besten Fall begleitet dich eine Frauenärztin nämlich viele Jahre, manchmal sogar dein ganzes Leben lang. Deshalb solltest du dich auch nicht unter Druck setzen und dich erst einmal ein wenig umsehen. Vielleicht haben deine Freudinnen einen Tipp für dich oder Mädchen, die schon etwas älter sind als du! Dort kannst du dann einen Termin vereinbaren und schauen, ob es zwischen euch beiden passt. Denn es ist besser, bereits eine betreuende Frauenärztin zu haben, BEVOR du irgendwelche Beschwerden hast. Dann hast du im Fall der Fälle nämlich schon eine Ansprechpartnerin, bei der du dich gut aufgehoben fühlst. Möglicherweise möchten deine Eltern dich zu deinem ersten Termin begleiten. Am besten ihr besprecht schon vorher, ob sie im Wartezimmer auf dich warten sollen oder ob sie mit in das Behandlungszimmer kommen dürfen. Du entscheidest!

HIER GIBT'S WEITERE INFOS UND HILFE ...

zum Thema erster Besuch bei der Frauenärztin
https://www.mädchensprechstun.de
https://www.profamilia.de/fuer-jugendliche/pubertaet/frauenarzt-besuch

„Wann kann ich mit der Pille anfangen? Müssen meine Eltern damit einverstanden sein?"

Rein rechtlich gibt es kein festgelegtes Alter, ab dem eine Pille (oder ein anderes hormonelles Verhütungsmittel) eingenommen werden darf. Ganz wichtig: Du solltest die Pille nur einnehmen, wenn sie dir von einem Arzt verordnet wurde, du ausführlich beraten und evtl. auch untersucht wurdest. Bitte nimm nicht einfach die Pille deiner besten Freundin oder deiner größeren Schwester! Ab 16 Jahren kann dir die Pille auch ohne Einverständnis deiner Eltern verschrieben werden. Zwischen 14 und 16 Jahren kann der Arzt/die Ärztin entscheiden, ob er dich für reif und verantwortungsvoll genug hält, dir ein Pillenrezept auszuhändigen, auch wenn keine Einwilligung deiner Eltern vorliegt.

„Wie gehe ich vor, wenn ich die Pille wieder absetzen möchte?"

Es kann viele Gründe geben, warum du dich entschließt, die Pille wieder abzusetzen. Möglicherweise brauchst du aktuell kein Verhütungsmittel, weil du keinen festen Freund hast und auch keine anderen Geschlechtspartner. Vielleicht fühlst du dich auch einfach nicht wohl unter einer hormonellen Therapie. Wie auch immer, hier ist mir wichtig: Bitte setze die Pille nicht zu schnell wieder ab! Es kann für deinen Körper nämlich ganz schön belastend sein, wenn du ständig zwischen Wiederanfangen und Absetzen wechselst. Ernsthafte Komplikationen, die durch die Pille entstehen können, treten zudem vor allem in den ersten Monaten der Einnahme auf. Später reduziert sich das Risiko deutlich. Beginnst du mit der Pille immer wieder neu, hast du auch immer wieder ein erhöhtes Risiko für Thrombosen und Embolien. Das Gleiche gilt übrigens auch für sämtliche Nebenwirkungen wie Kopfschmerzen, Blutungsstörungen und Stimmungsschwankungen. Am Anfang der Pilleneinnahme können sie verstärkt auftreten, wenn sich die Hormone dann eingependelt haben, verschwinden die Nebenwirkungen in der Regel auch wieder. Manchmal braucht der Körper einfach etwas länger, sich an die zugeführten Hormone zu gewöhnen. Deshalb rate ich den Mädchen stets, die Pille mindestens drei Monate einzunehmen, besser noch sechs Monate. Wenn du die Pille wieder absetzen möchtest, solltest du das auch nicht mitten im Blister tun, sondern bis zum Ende warten. Nachdem du die letzte Pille eingenommen hast, wirst du einige Tage später deine Periode bekommen. Statt wie üblich nach der Pillenpause mit einem neuen Blister anzufangen, lässt du das einfach sein. In den ersten Monaten nach dem Absetzen kann es übrigens sein, dass deine Periode sehr unregelmäßig kommt. Manche Mädchen (das ist aber selten!) warten sogar bis zu einem Jahr auf das Wiedereinsetzen ihrer Menstruationsblutung. Nicht selten kommt es nach dem Beenden einer hormonellen Therapie zu vermehrtem Haarausfall und unreiner Haut. Hier ist einfach Geduld gefragt.

„Was ist das für eine Impfung gegen Gebärmutterhalskrebs? Muss ich die machen?

Die Impfung gegen Gebärmutterhalskrebs ist keine Impfung gegen den Krebs an sich, sondern gegen Viren, die ihn verursachen können. Von den *Humanen Papillomaviren (HPV)* gibt es viele verschiedene Typen. Nicht alle davon verursachen Zellveränderungen, die letztendlich in eine Krebserkrankung übergehen können. Die HPV-Typen 6 und 11 zum Beispiel sind für die Feigwarzen, auch Genitalwarzen genannt, verantwortlich. Diese Warzen sind zwar nicht gefährlich, aber sehr störend und lästig. Die HPV-Typen 16 und 18 (und noch einige andere) wiederum können Krebs verursachen. Mittlerweile ist bekannt, dass das nicht nur Gebärmutterhalskrebs ist, sondern zum Beispiel auch Scheidenkrebs, Peniskrebs, Anuskrebs und Krebs des Mund- und Rachenraumes. Da HPV hauptsächlich durch Geschlechtsverkehr übertragen wird, wird die Impfung dagegen schon in sehr jungen Jahren und am besten natürlich VOR dem ersten Sex empfohlen. Deswegen sollten Mädchen und Jungen ab 9 Jahren geimpft werden. Der aktuell am häufigsten verwendete Impfstoff wirkt gegen neun verschiedene Virustypen, unter anderem gegen 6, 11, 16 und 18. Wenn du dich impfen lässt, bevor du 15 Jahre alt bist, brauchst du nur zwei Spritzen, ab 15 Jahren sind es dann 3 Dosen. Die Impfung ist sehr sicher und es gibt nicht allzu viele Nebenwirkungen: dazu gehören Kopfschmerzen, ein schmerzender Arm und eine lokale Rötung an der Einstichstelle.

HIER GIBT'S WEITERE INFOS UND HILFE ...

zum Thema HPV-Impfung

https://www.gesundheitsinformation.de/hpv-impfung-gegen-gebaermutterhalskrebs.html

https://www.impfen-info.de/impfempfehlungen/fuer-jugendliche-12-17-jahre/hpv-humane-papillomaviren/

https://www.entschiedengegenkrebs.de/vorbeugen/

„Ich habe total Angst vor einer Geschlechtskrankheit! Wie kann ich mich davor schützen?"

Das Problem mit Geschlechtskrankheiten ist, dass sie sehr häufig von außen nicht sichtbar sind. Selbst die Betroffenen merken bzw. wissen manchmal oft auch nicht, dass sie infiziert sind. Zu den Geschlechtskrankheiten zählen unter anderem natürlich HIV, aber auch Chlamydien, Herpesviren, HPV, Gonokokken und so einige andere Viren und Bakterien. Einen sicheren Schutz vor einer Geschlechtskrankheit bietet letztendlich nur ein Kondom. Denn auch wenn du die Pille nimmst, schützt das NICHT vor einer sexuell übertragbaren Erkrankung! Ich rate deshalb grundsätzlich allen jungen Paaren, ein Kondom zu verwenden, selbst wenn bereits eine hormonelle Schwangerschaftsverhütung erfolgt. Wollen beide irgendwann auf das Kondom verzichten, ist es möglich, einen Check auf Geschlechtskrankheiten durchführen zu lassen, um auf der sicheren Seite zu sein. Das solltet ihr bitte ganz offen und ehrlich miteinander besprechen – ohne Scham und ohne Vorbehalte. Ihr seid jung und gesund und genauso soll es auch bleiben! Ob und welche Tests sinnvoll sind und ob sie zum Beispiel auch von der gesetzlichen Krankenkasse bezahlt werden, kannst du in aller Ruhe mit deiner Frauenärztin besprechen!

Übrigens: Einmal im Jahr kannst du sowieso einen Chlamydien-Test bei deiner Frauenärztin durchführen lassen. Chlamydien werden über ungeschützten Geschlechtsverkehr übertragen, machen gar nicht so selten überhaupt keine Symptome, sind aber häufig der Grund für eine spätere Unfruchtbarkeit der betroffenen Frauen. Um eine Infektion frühzeitig erkennen und behandeln zu können, bezahlt deshalb die gesetzliche Krankenkasse allen jungen Frauen bis 25 Jahre einmal im Jahr diese Untersuchung.

SCHLUSSWORT

Wir sind nun am Ende unserer gemeinsamen Reise durch deine Pubertät angelangt. Es hat mir unendlich viel Spaß gemacht, gemeinsam mit dir diesen Weg zu gehen. Ich wünsche mir sehr, dass es mir gelungen ist, dir einige Dinge zu erklären, ohne dich zu belehren, dir zu helfen, in manchen Momenten etwas klarer zu sehen, ohne dir vorzuschreiben, was du zu tun oder zu lassen hast. Ich bin felsenfest davon überzeugt, dass du deinen Weg gehen wirst. Natürlich wird es Augenblicke geben, in denen du an dir zweifelst, wütend bist oder müde. Solche Augenblicke werden dir übrigens immer wieder in deinem Leben begegnen. Auch wir Erwachsene haben sie, auch wenn wir oft so wirken, als ob uns gar nichts aus der Ruhe bringen kann. Das ist natürlich völliger Quatsch. Wir haben nur einfach schon ein bisschen mehr Lebensweg hinter uns gebracht und durften die Erfahrung sammeln, dass es immer weiter geht, auch wenn manchmal alles düster und grau erscheint. Deswegen sind wir vielleicht nicht mehr ganz so schnell hoffnungs- oder orientierungslos wie in unserer Jugend, und wie du es jetzt vielleicht manchmal bist.

Ich wünsche mir, dass du dir auf deinem Weg deinen freien Geist, dein offenes Herz und deine unbändige Lust aufs Leben bewahrst. Das ist bei uns Erwachsenen nämlich gar nicht so selten ganz schön auf der Strecke geblieben und hier sollten wir uns EUCH viel öfter zum Vorbild nehmen und von EUCH lernen.

Zu guter Letzt möchte ich dir einige Zitate von starken Frauen, die mein Leben immer wieder bereichert haben, mit auf den Weg geben. Vielleicht holst du dieses Buch das ein oder andere Mal aus dem Regal hervor, liest einige Dinge nach und lässt diese mutmachenden Sprüche immer wieder direkt in dein Herz.

„Um unersetzlich zu sein, muss man stets anders sein."

Coco Chanel (Modedesignerin)

„Mut brüllt nicht immer nur.
Mut kann auch die leise Stimme am Ende des Tages sein, die sagt: Morgen versuche ich es nochmal."

Mary Anne Radmacher (Schriftstellerin)

„Lass dich nicht unterkriegen,
sei frech und wild und wunderbar!"

Astrid Lindgren (Schriftstellerin)

„Gib niemals auf, für das zu kämpfen, was du wirklich tun willst. Wenn du es mit Liebe und Einfallsreichtum tust, kannst du nicht falsch liegen."

Ella Fitzgerald (Sängerin)

„Wenn alles perfekt wäre, würdest du niemals lernen und niemals wachsen."

Beyoncé (Sängerin)

DANKSAGUNG

Mein Dank gilt all den starken Frauen meines Lebens. Meiner Mutter, meiner Stiefmutter, meiner Großmutter, meinen Schwestern und meinen Töchtern. Ich danke außerdem meinen Professorinnen an der Universität, meinen Chef- und Oberärztinnen, meinen Kolleginnen und nicht zuletzt meinen Patientinnen.

Danke an all meine Mutterkutterfreundinnen.

Ihr Frauen habt die Welt bereichert und tut es immer noch. Entweder mit eurem Sein oder dem, was ihr hinterlassen habt.

Danke.

Bibliografische Information der Deutschen Nationalbibliothek
Die Deutsche Nationalbibliothek verzeichnet diese Publikation in der deutschen Nationalbibliografie; detaillierte bibliografische Daten sind im Internet über https://dnb.de abrufbar.

ISBN 978-3-8426-1687-5 (Print)
ISBN 978-3-8426-1688-2 (PDF)
ISBN 978-3-8426-1689-9 (EPUB)

Originalausgabe

Die Ratgebermarke der Schlütersche Fachmedien GmbH
Hans-Böckler-Allee 7, 30173 Hannover
www.humboldt.de
www.schluetersche.de

Aus Gründen der besseren Lesbarkeit wurde in diesem Buch oft die weibliche Form gewählt, nichtsdestoweniger beziehen sich Personenbezeichnungen gleichermaßen auf Angehörige des männlichen und weiblichen Geschlechts sowie auf Menschen, die sich keinem Geschlecht zugehörig fühlen.

Lektorat: Susanne Straub, Stuttgart
Covergestaltung: ZERO, München
Covermotiv: Shutterstock / Stoliarova Daria, etcberry, Kebon Doodle, Bibadash
Satz und Illustrationen: PER MEDIEN & MARKETING GmbH, Braunschweig
Druck und Bindung: gutenberg beuys feindruckerei GmbH, Langenhagen